Kohlhammer

Die Autorin

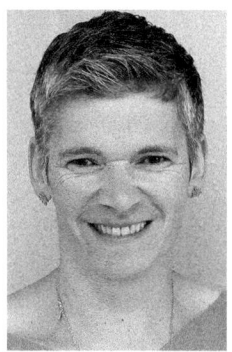

Ulrike Funke schloss ihre Ausbildung zu Logopädin 1996 in Heidelberg mit dem Staatsexamen ab und eröffnete zwei Jahre später ihre eigene logopädische Praxis. Ihr Klientel umfasst Kinder mit besonderem Förderbedarf (kognitiven und körperlichen Beeinträchtigungen), Therapie von Kindern mit Ess- und Trinkstörungen, mit starken Verhaltensauffälligkeiten sowie typischen Verhaltensmustern aus dem Autismus-Spektrum. Mithilfe zahlreicher Fortbildungen bildete sie sich zur Autismus-Therapeutin weiter und entwickelte das Therapiekonzept Komm!ASS®, das sie seit 2012 in regelmäßigen Fortbildungen lehrt. Ziel des Konzeptes ist es, den Kindern die Freude an der Interaktion und am kommunikativen Austausch zu vermitteln. 2017 gründete sie in der Nähe von Heidelberg das Autismuszentrum Komm!ASS® (heute »Autismuszentrum Bergstraße«) und leitete dies mehrere Jahre. Autismus, Wahrnehmung, Interaktion und Kommunikation sind seit Jahren Schwerpunkt ihrer Arbeit und Ausgangspunkt für vielfältige Projekte. Heute ist besonders das Verstehen der besonderen Wahrnehmung von Menschen aus dem Spektrum Inhalt ihrer Arbeit.

Im Kohlhammer Verlag ist von Ulrike Funke bereits erschienen: Interaktion und Kommunikation bei Autismus-Spektrum-Störung (Februar 2020) Weitere Infos unter: www.fobi-komm-ass.de oder www.ulrike-funke.de

Ulrike Funke

Kinder im Autismus-Spektrum verstehen und unterstützen

Ein Wahrnehmungswegweiser für Eltern und Begleitende

Verlag W. Kohlhammer

Dieses Werk einschließlich aller seiner Teile ist urheberrechtlich geschützt. Jede Verwendung außerhalb der engen Grenzen des Urheberrechts ist ohne Zustimmung des Verlags unzulässig und strafbar. Das gilt insbesondere für Vervielfältigungen, Übersetzungen, Mikroverfilmungen und für die Einspeicherung und Verarbeitung in elektronischen Systemen.

Die Wiedergabe von Warenbezeichnungen, Handelsnamen und sonstigen Kennzeichen in diesem Buch berechtigt nicht zu der Annahme, dass diese von jedermann frei benutzt werden dürfen. Vielmehr kann es sich auch dann um eingetragene Warenzeichen oder sonstige geschützte Kennzeichen handeln, wenn sie nicht eigens als solche gekennzeichnet sind.

Es konnten nicht alle Rechtsinhaber von Abbildungen ermittelt werden. Sollte dem Verlag gegenüber der Nachweis der Rechtsinhaberschaft geführt werden, wird das branchenübliche Honorar nachträglich gezahlt.

Dieses Werk enthält Hinweise/Links zu externen Websites Dritter, auf deren Inhalt der Verlag keinen Einfluss hat und die der Haftung der jeweiligen Seitenanbieter oder -betreiber unterliegen. Zum Zeitpunkt der Verlinkung wurden die externen Websites auf mögliche Rechtsverstöße überprüft und dabei keine Rechtsverletzung festgestellt. Ohne konkrete Hinweise auf eine solche Rechtsverletzung ist eine permanente inhaltliche Kontrolle der verlinkten Seiten nicht zumutbar. Sollten jedoch Rechtsverletzungen bekannt werden, werden die betroffenen externen Links soweit möglich unverzüglich entfernt.

Illustriert mit Zeichnungen von Ulrike Funke und Yvonne Fabian

1. Auflage 2023

Alle Rechte vorbehalten
© W. Kohlhammer GmbH, Stuttgart
Gesamtherstellung: W. Kohlhammer GmbH, Stuttgart

Print:
ISBN 978-3-17-041826-4

E-Book-Formate:
pdf: ISBN 978-3-17-041827-1
epub: ISBN 978-3-17-041828-8

Geleitwort

Von Gee Vero

Liebe Leserin, lieber Leser,

Autismus ist (m)eine andere Wahrnehmung und genau dort, bei dieser Wahrnehmung, liegen viele der Gründe, die letztendlich zu (m)einem autistischen Sein führen. Wahrnehmung ist immer subjektiv. Obwohl wir Menschen ganz viel gemeinsam haben, unterscheiden wir uns erheblich darin, wie wir die Welt um uns herum wahrnehmen. Unsere Wahrnehmung ist die einzige Realität, die wir kennen. Es ist unsere Wahrnehmung, auf die wir mit unserem Verhalten reagieren. Bei nicht-autistischen Menschen scheint sich die Wahrnehmung entweder zu gleichen oder es gelingt ihnen, ihr Verhalten trotz Unterschieden aufeinander abzustimmen oder anzupassen. Autistischen Menschen gelingt dies nicht so gut oder auch gar nicht. Je mehr Leistung und Anpassung die Gesellschaft verlangt, desto mehr fallen AutistInnen auf und desto schneller geraten sie in ein Abseits, in dem sie gar nicht stehen wollen. Autistische Menschen und ihre andere, ganz besondere Wahrnehmung zu verstehen, wird vielleicht gar nicht möglich sein. Keiner von uns kann einem anderen Menschen seine Wahrnehmung so erklären, dass dieser sie wirklich verstehen und kennen kann. Wenn ich Ihnen sage, dass ich Orange schön finde, dann wissen Sie nur, dass ich Orange schön finde. Aber Sie werden nie wissen, wie sich schön für mich anfühlt. Geschweige denn, wie es sich für mich anfühlt, wenn ich genau diese Farbe sehe. Selbst dann, wenn Sie alles über Farben und speziell Orange wissen, wird Ihnen meine Wahrnehmung verborgen bleiben. Und schön gibt es auch nicht. Es gibt auch kein gutes Buch, aber Sie können ein Buch gut finden. Das ist Ansichtssache, sprich Wahrnehmung.

Um autistische Menschen verstehen zu können, müssen Sie Wahrnehmung(en) verstehen. Und um Wahrnehmung zu verstehen, brauchen Sie dieses Buch. Das ist jedenfalls meine Wahrnehmung. Ich bin selbst autistisch und habe einen autistischen Sohn. Ich beschäftige mich seit meiner Diagnose intensiv mit dem Thema Wahrnehmung. Einen solchen Wahrnehmungswegweiser habe ich mir schon lange gewünscht. Ulrike Funke gelingt es, das große und komplexe Thema Wahrnehmung anhand gut strukturierter Kapitel zu den einzelnen Wahrnehmungsbereichen für jede Leserin und jeden Leser (be)greifbar zu machen. Damit leistet sie einen entscheidenden Beitrag für das Verständnis von Autismus und autistischen

Menschen. Dank einer Vielzahl von Fallbeispielen und Zitaten autistischer Menschen gelingt Ulrike Funke der wirklich schwierige Spagat zwischen Autismus, einer besonderen Wahrnehmung und Wahrnehmungsverarbeitung und dem Autismus des Einzelnen. In diesem Buch stehen der autistische Mensch und seine Bedürfnisse im Vordergrund. Liebe Leserin, lieber Leser, mit diesem Buch bekommen Sie einen Werkzeugkoffer an die Hand, den sie je nach Bedarf und Situation individuell bestücken können. Sie werden mit allen Werkzeugen vertraut gemacht und können so die dringend benötigten Brücken bauen, die autistischen Kindern den Schritt zur Teilhabe ermöglichen können. Egal, ob als Eltern, BetreuerInnen, LehrerInnen, TherapeutInnen – dieses Buch ist ein Muss für alle die, die autistische Kinder ein Stück weit auf ihrem Weg begleiten und in ihrem anderen Sein verstehen und unterstützen möchten. Auch das ist nur meine Wahrnehmung, aber ich bin mir sicher, dass Sie mir nach der Lektüre des Buches mit ganzem Herzen zustimmen werden.

Herzlichst
Ihre Gee Vero

Inhalt

Geleitwort		**5**
Vorwort		**9**
Herzlichen Dank!		**10**
1	**Einführung**	**11**
1.1	Was ist Autismus?	11
1.2	Jede Wahrnehmung ist einzigartig	12
1.3	Eine ganz besondere Wahrnehmung	13
2	**Autismus neu begegnen**	**25**
2.1	Blickpunktwechsel	27
2.2	Den Wahrnehmungsbesonderheiten begegnen	29
3	**Die Sinnessysteme**	**40**
3.1	Die vestibuläre Wahrnehmung (Gleichgewicht)	42
3.2	Die propriozeptive Wahrnehmung (Körperspannung und Bewegung)	45
3.3	Das viszerale Wahrnehmungssystem (Spüren der inneren Organe)	53
3.4	Die taktile Wahrnehmung (Tasten und Spüren über die Haut)	58
3.5	Die thermische Wahrnehmung	66
3.6	Die Schmerzwahrnehmung	70
3.7	Die olfaktorische Wahrnehmung (Riechen)	73
3.8	Die gustatorische Wahrnehmung (Schmecken)	77
3.9	Die auditive Wahrnehmung (Hören)	81

3.10	Die visuelle Wahrnehmung (Sehen)	86
3.11	Fazit zu den Besonderheiten der Sinnessysteme	94

4 Monowahrnehmung und komplexe Reizverabeitung — 95

4.1	Monowahrnehmug	96
4.2	Komplexe Wahrnehmungsverarbeitung ermöglichen	101

5 Den Alltag gestalten — 105

5.1	Alltagssituationen unterstützen, verändern und Neues anbahnen	106
5.2	Der Tagesablauf	108
5.3	Freizeit mit der Familie	129
5.4	Musikangebote	149
5.5	Sportangebote	151
5.6	Lernsituation und Tagesbetreuung	157
5.7	Fazit zur Alltagsgestaltung	174

6 Materialbörse — 175

7 Nachwort — 179

Literatur — 181

Vorwort

Eltern von Kindern mit Autismus, Begleitende im Alltag und TherapeutenInnen sehen sich täglich vielen Herausforderungen gegenüber. Besonders in Gesprächen mit Eltern ist häufig zu hören, dass sie ihre Kinder besser verstehen möchten, um in den verschiedenen Situationen »richtig« oder passend zu reagieren und sie zu unterstützen.

Auch für die Betroffenen selbst ist die Erkenntnis, was ihnen den Alltag erleichtert und wie ein positiver Austausch mit dem Gegenüber gelingen kann, oft erst nach vielen Misserfolgen und teils schmerzhaften Erlebnissen möglich. Viele, besonders schwer kognitiv beeinträchtigte Menschen, ziehen sich deshalb in ihrem Alltag zunehmend zurück und vermeiden jegliche Interaktion.

Der vorliegende Ratgeber basiert auf den neueren, wissenschaftlichen Erkenntnissen, dass Autismus-Spektrum-Störungen Besonderheiten der Wahrnehmungs- und Wahrnehmungsverarbeitung sind. Es ist eine umfangreiche Sammlung von beobachtbaren Aktivitäten und Regulationsmechanismen, deren Bedeutung sowie darauf aufbauend Hilfe- und Antwortmöglichkeiten. Die Angebote haben dabei stets das Ziel, die Lebensqualität der Familien zu verbessern und ein freudvolles und entspanntes Miteinander von Menschen mit und ohne Autismus zu ermöglichen.

Das vorliegende Buch kann keine therapeutische Begleitung ersetzen, es soll diese vielmehr unterstützen und idealerweise darin eingebunden werden. Es soll Familien in ihrem Alltag begleiten und in besonders herausfordernden Lebensabschnitten und belastenden Situationen unterstützen. Grundlage für dieses Buch ist das Therapiekonzept Komm!ASS®, welches ich seit vielen Jahren in Fortbildungen und Vorträgen an TherapeutenInnen und Interessierte weitergegebe.

Ich wünsche Ihnen viel Freude beim Lesen und Verstehen!

Herzlichst Ulrike Funke
Hirschberg, Herbst 2022

Herzlichen Dank!

Danke an meine Eltern, die es mir vor vielen Jahren ermöglicht haben, den Beruf der Logopädin zu erlernen, welches der erste Schritt auf dieser spannenden Reise war.

Danke an Anke, Julia, Silke, Södje, Frank, ... all meine KollegInnen und WegbegleiterInnen in meiner Praxis, im persönlichen Austausch, per E-Mail sowie in den sozialen Medien. Ihr unterstützt und inspiriert mich bei der aktiven Arbeit, damit ich Luft, Energie und Ideen für Fortbildungen, Veröffentlichungen, Studien und neue Projekte habe.

Danke an Dorothee, die zur Zeit an einem Instrument arbeitet, um die Fortschritte der Kinder messbar und somit wissenschaftlich feststellbar zu machen. Danke an Constanze, die mit ihrer Einzelfallstudie, die um Jahre verspätete Entwicklung eines älteren Klienten darstellt und so die Wirksamkeit dieses Ansatzes verdeutlicht.

Danke Yvonne für das Übertragen und Mitgestalten der Zeichnungen, ich war stets aufs Neue erstaunt, was du aus meinen Skizzen gemacht hast. Danke Monika fürs erste Korrekturlesen. Danke an den Kohlhammer Verlag, dass ich dieses praxisnahe Buch veröffentlichen darf und besonders für den Vorschlag des Buchtitels – er ist genau richtig! Danke an meine Lektorin Frau Kastl.

Danke, an alle Kinder, ihre Eltern und Begleitende für das Vertrauen, sich auf mich/uns einzulassen, gemeinsam das Abenteuer Interaktion zu erleben und neue Wege zu gehen. Danke für die Bereitstellung von Fotos und Videomaterialen für Vorträge, Fortbildungen und Forschung. Danke für die unzähligen Erlebnisse und Geschichten, für all die Berichte über Schwierigkeiten und Erfolge, besonders über die Rückmeldungen auf die zum Teil unkonventionellen Stimulationen.

Danke an Gee, mit der ich mich gerade in den vorangegangenen Wochen intensiv austauschen konnte, deine *Innen- und Außenansichten* in Bezug auf dich und auf deinen Sohn Elijah. Du hast mich noch einmal zusätzlich bestärkt und ich freue mich sehr über deine einleitenden Gedanken.

Und noch einmal und immer wieder einen besonderen »Dank« an meinen Mann Peter, der mich mit seiner ruhigen Art erdet, unterstützt und motiviert; der es mir ermöglicht, ganz viel von dem zu machen, was ich liebe, und der stets an mich glaubt.

1

Einführung

1.1 Was ist Autismus?

> Autismus ist eine komplexe und vielgestaltige neurologische Entwicklungsstörung. Häufig bezeichnet man Autismus bzw. Autismus-Spektrum-Störungen auch als Störungen der Informations- und Wahrnehmungsverarbeitung, die sich auf die Entwicklung der sozialen Interaktion, der Kommunikation und des Verhaltensrepertoires auswirken. (Autismus Deutschland, e. V., 2021, Absatz 1)

Das Spektrum Autismus zeigt sich durch eine Vielzahl von Symptomen wie u. a. Auffälligkeiten im sozialen Austausch, einem eingeschränkten Blickkontakt, fehlender gemeinsamer und geteilter Aufmerksamkeit und möglicher Sprachentwicklungsstörung, Auffälligkeiten in der motorischen und sensorischen Entwicklung, wie besonderen Interessen und Aktivitäten, häufiger Abwehr von Berührungsangeboten, selbst- und fremdverletzendem Verhalten sowie Schwierigkeiten bei der Nahrungsaufnahme. Diese und weitere Besonderheiten sind unterschiedlich stark ausgeprägt und variieren, je nach Tagesform oder Entwicklungsstand.

1 Einführung

Die gemeinsame Ursache für das vielfältige Erscheinungsbild Autismus ist eine »andere« Wahrnehmung und Wahrnehmungsverarbeitung. Die vielfältigen (Verhaltens-)Auffälligkeiten sind somit nicht nur verschiedene, beobachtbare Symptome eines Störungsbildes, sondern eine Folge der anderen Wahrnehmung. So zeigt ein Kind zum Beispiel deshalb keinen Blickkontakt und auch keinen wechselseitigen Austausch, da das Ein- und Ausschalten der Lampe, das Spiel mit einem Leuchtkreisel oder auch die eigenen Hände viel spannender sind als das Gesicht des Gegenübers. Ein Kind mit Auffälligkeiten bei der Nahrungsaufnahme nimmt zum Beispiel lieber Steine, anstatt ein Brötchen in den Mund, da diese geschmacklich sowie auch von der Spürinformation intensiver sind als das Gebäck. Die merkwürdig anmutenden Bewegungen, wie ein Flattern der Hände oder ein ständiges Wiegen des Oberkörpers, sind ebenfalls nicht nur ein typisches Merkmal im Autismus, sondern für Betroffene eine gezielte Aktivität, mit der sie versuchen sich zu regulieren, bedingt durch ihre besonderes Körperempfinden. Wenn es gelingt, den Blick auf das unterschiedliche Wahrnehmen und Erleben von Menschen mit und ohne Autismus zu lenken, wird auch ein besseres gegenseitiges Verstehen möglich.

1.2 Jede Wahrnehmung ist einzigartig

Informationen über den eigenen Körper und die Umwelt werden mithilfe der Sinnesorgane aufgenommen, an das Gehirn weitergeleitet und dort verarbeitet. Dieser Prozess wird als Wahrnehmung bezeichnet, er ist individuell unterschiedlich und unterliegt zudem großen Schwankungen, je nach aktueller Befindlichkeit und situativen Bedingungen.

Welche Farben werden favorisiert, in welcher Lautstärke ist Musik angenehm? Welche Berührungen lösen ein Wohlbefinden, welche Abwehr oder Schmerz aus? Die Antworten darauf sind sehr unterschiedlich. Es ist möglich, dass der gleiche taktile Reiz bei zwei Menschen ganz andere Reaktionen hervorruft, wie das Spüren von Wolle auf der Haut oder ein Bündchen an einem Shirt. Auch in Bezug auf Gerüche erfolgen Bewertungen oft unterschiedlich: Manche Menschen können den Geruch von Desinfektionsmittel in einem Krankenhaus oder von Zigaretten kaum ertragen, andere nehmen ihn bei gleicher Intensität nicht oder kaum wahr.

Jede Wahrnehmung ist einzigartig! Jeder Mensch hat seine speziellen Vorlieben und Abneigungen. Wir nehmen täglich bewusst oder unbewusst eine Vielzahl von Informationen auf, welche von uns verarbeitet und miteinander verknüpft werden. Ob eine bestimmte Informationen Beachtung findet, ob sie bedeutungstragend ist, welche weitere Handlungen bzw. Reaktionen folgen, ist individuell und hängt unter anderem auch damit zusammen, ob es schon negative oder positive Erfahrungen dazu gibt.

Die Wahrnehmung und Wahrnehmungsverarbeitung kann sich zudem in besonders belastenden Situationen oder in deren Folge nochmals verändern. Während oder kurz nach einer erlebten Krankheit oder bei Migräne-Attacken sind Über- und Unterempfindlichkeiten in Bezug auf (bestimmte) Licht-, Geräusch- oder Berührungsimpulse beobachtbar. Aber auch nach einem Unfall oder auch in Zusammenhang mit weiteren psychischen Erkrankungen wie Depressionen, Traumata oder Borderline-Störungen zeigen sich Wahrnehmungsbesonderheiten. Scheinbar harmlose Stimuli wie ein plötzlich auftretendes Geräusch oder ein bestimmter Geruch werden zu Stressfaktoren und führen zu einer Überlastung der Systeme. Andere Reize aus der Umgebung werden dagegen kaum wahrgenommen, wie eine leichte Berührung oder Zuspruch von außen. Teilweise sind Betroffenen in diesen Situationen auf der Suche nach besonders intensiven und zum Teil selbstverletzenden Impulsen, oder sie vermeiden jeden weiteren Stimulus und verfallen in Passivität. Auslöser und Ausprägung der Wahrnehmungsauffälligkeiten können sich im Laufe der Zeit verändern. Mithilfe von Medikamenten, Psychotherapien und auch Körpertherapien können Erregbarkeit, Häufigkeit und Symptome gelindert werden.

Mit dem Wissen um Unterschiede und Übereinstimmungen in Bezug auf Verarbeitung von Sinnesreizen, je nach situativer, körperlicher sowie neurologischer Besonderheiten in den unterschiedlichen Situationen, könnte sich auch das Verständnis für Menschen mit Autismus verbessern. Die Suche nach Gemeinsamkeiten und Unterschieden in der Reizverarbeitung soll jedoch nicht die Bedeutung der zum Teil schwerwiegenden Beeinträchtigungen von Menschen mit Autismus abschwächen. Autismus ist eine tiefgreifende Entwicklungsstörung, verbunden mit einer lebenslangen anderen, ganz besonderen Wahrnehmung und deren weiteren Verarbeitung.

1.3 Eine ganz besondere Wahrnehmung

Nicht anders geht es autistischen Menschen in ihrem Alltag. Sie nehmen nicht nur viel mehr Reize bewusst wahr als nichtautistische Menschen, sondern reagieren auch anders, weil in ihrem Gehirn ein anderes Modell der Welt entsteht, auf das sie dann mit einem anderen, für die Umgebung unerwarteten Verhalten reagieren. [...] Sie werden mein Verhalten nicht einordnen können und als komisch oder gar abartig empfinden. Dass es innerhalb meines Systems ein korrektes Verhalten ist, spielt keine Rolle mehr. (Vero, 2014, S. 20–22)

Auch wenn jeder Mensch individuell wahrnimmt und diese Informationen spezifisch weiterverarbeitet, trifft dies im Besonderen auf Menschen aus dem Autismus-Spektrum zu. Die Unterschiede und das daraus folgende Verhalten führen häufig zu Verwunderung, Unverständnis und auch Unmut. In vielen Situationen sollte in Bezug auf die gezeigten Besonderheiten jedoch deutlich mehr Toleranz und Verständnis gezeigt werden, besonders wenn es dadurch zu keiner weiteren Beeinträchtigung oder Verletzung kommt. Was macht es für einen Unterschied, ob jemand zur Beruhigung auf das Meer und einen Sonnenuntergang blickt oder dem Schleudern der Wäschetrommel zuschaut?

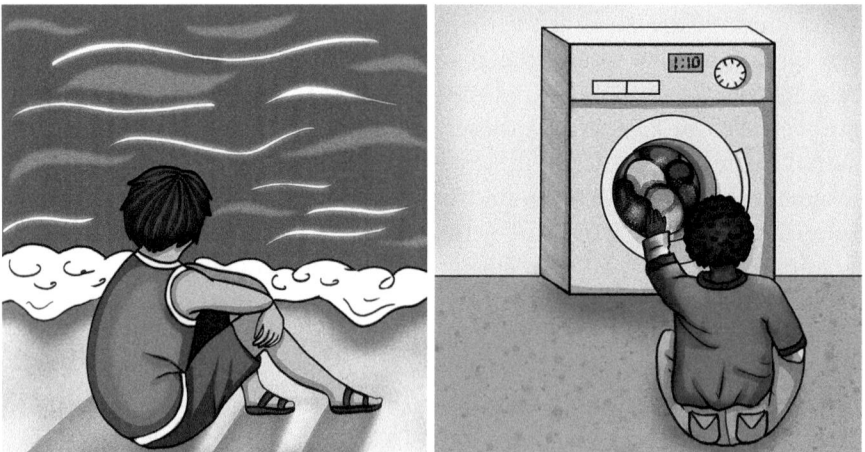

Abb. 1.1: Jeder Mensch hat seine eigene Wahrnehmung. Für die einen ist der Blick auf die Wellen am Meer entspannend, für die anderen der Blick auf die sich drehende Wäsche in der Waschmaschine.

Die *andere* Wahrnehmung bezieht sich auf die Aufnahme, die Speicherung und das Einordnen der Impulse und sie unterscheidet sich in fast allen Bereichen von derer neurotypischer Menschen. Dies zeigt sich in einer Überwie auch Untersensibilität in Bezug auf Sinnesreize, in einer zumeist besonders schnellen Erregbarkeit sowie einer eingeschränkten Regulationsfähigkeit, welches sich u. a. in den vielfältigen Autostimulationen zeigt.

Gegensätzliche Empfindungen, ein Fallbeispiel: Julian, 3,5 Jahre, Down-Syndrom
Julians Vater berichtet folgendes: »Es ist jeden Abend ein Drama, wenn Julian ins Bett gehen soll. Er streicht seine Matratze glatt, schaut, dass auch kein Krümel oder Haar darauf zu finden ist, dann legt er sich hin. Ich decke ihn zu und singe ihm sein Schlaflied. Julian klettert anschließend wieder aus dem Bett, kontrolliert nochmals sein Bettlaken, dann bekommt er seinen Gute-Nacht-Kuss. Nun muss ich für ihn das Bettlaken mehrmals glattziehen und fest unter die Matratze stecken, bis es endlich passt. Wenn wir ihm im Winter ein wärmendes Betttuch anbieten, schreit und schimpft er so lange, bis wir wieder sein altes, glattes aufziehen. Auch das Bettinlett selbst darf nicht gewechselt werden, er bemerkt dies sofort. Wenn ich später nachschaue, ob Julian schläft, ist sein Bett oft leer. Er liegt dann eingerollt, mit seiner Bettdecke, im unteren Fach seines Bücherregals. Dabei scheint es ihn nicht zu stören, wenn dort noch ein Auto oder ein Bauklotz liegen. Es scheint, als gelten hier andere Regeln.«

Ein Erklärungsversuch: Julian zeigt in vielen Bereichen eine starke Überempfindlichkeit bezüglich taktiler Reize. Ein weicher und kuscheliger Schlafplatz bietet ihm kaum spezifische Informationen und verunsichern ihn. Auch Krümel im Bett, eine Falte im Betttuch oder die Erbse unter der Matratze lösen ein Unbehagen aus.

Ideen zur Hilfestellung: Eine besonders feste Matratze, ein extra eingebauter Spalt zwischen Bett und Wand oder der Bettkasten können eine klare Information und somit eine entspannende Grundlage für einen guten Schlaf bilden. Aber auch eine kräftige Massage oder das Abrollen mit einer Schaumstoffrolle über den gesamten Körper vermindert eine vorher erhöhte Anspannung und erleichtern somit das Ein- und Durchschlafen.

1.3.1 Hyper- und Hyposensibilität (Über- und Untersensibilität)

Menschen mit Autismus erleben viele Informationen ihres eigenen Körpers und aus der Umwelt entweder besonders intensiv, oder sie nehmen diese wenig bis gar nicht wahr. Bedingt durch die kaum vorhandenen Abstufungen bezeichnen Betroffene ihr Leben deshalb häufig als »Leben in Extremen«.

Je nach sensorischen Besonderheiten, je nach Situationen oder Tagesform wechselt die Wahrnehmung scheinbar von Über- zu Unterempfindlichkeit. In Bezug auf visuelle Informationen wird zum Beispiel Sonnenlicht als zu hell empfunden; anderseits wendet sich das Kind später einem Blinklicht an einem Spielzeug zu, welches intermittierend leuchtet. In Hinblick auf auditive Impulse werden »normale« Alltagsgeräusche, wie Stimmen in einem Raum, schnell als zu laut und somit unangenehm eingestuft; das Martinshorn an einem Rettungswagen fasziniert jedoch, trotz oder gerade wegen der besonderen Lautstärke und wird sogar ganz nah an das Ohr gehalten. Am nächsten Tag oder auch nur kurze Zeit später kann dies wieder ganz anders wahrgenommen werden und die folgenden Reaktionen sind ebenso ganz anders.

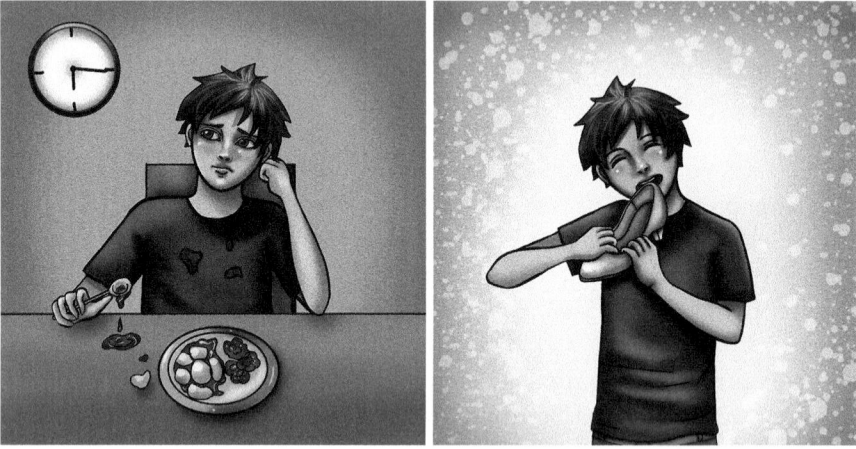

Abb. 1.2: Das Mittagessen wird verweigert, mit Ausnahme von einem bestimmten Brei oder dem Lieblingsjoghurt – bei Aufregung oder Langeweile beißt das Kind jedoch vorzugweise in nicht Essbares, wie einen Schuh oder die Lederhandtasche der Mutter.

Es scheint, als führen vergleichbare Reize zu gegensätzlichen Reaktionen. Die Hypersensibilität einerseits und das stringente Einfordern ähnlicher Impulse andererseits ist für Außenstehende nur schwer nachvollziehbar, da sie nicht der eigenen Wahrnehmung und dem eigenen Empfinden entsprechen. In der Folge kommt es zu Missverständnissen, Unmut, negativer Kommunikation und Ausgrenzungen. Im Laufe des Buches werden einige Besonderheiten der Hyper-/Hyposensibilität mithilfe von Fallbeispielen aufgeführt und ergänzend dazu Ideen zur Hilfestellungen erläutert. Denn die Betrachtung der unterschiedlichen Reaktionen kann helfen, Menschen mit Autismus besser zu verstehen. Es zeigt sich, dass zumeist besonders starke, laute und intensive Reize besser zugeordnet und verarbeitet werden als diffuse, unspezifische Informationen. Wenig prägnante Reize, wie »ein bisschen laut«, »ein wenig Geschmack« oder »eine mittlere Sprechstimme« sind bezüglich Fokussierung und Aufnahme weniger eindeutig und werden abgelehnt oder ignoriert. Welche Informationen die Aufmerksamkeit bündeln, ob diese als angenehm eingestuft und gezielt zur Entspannung ausgesucht werden oder zu einer steigenden Anspannung des gesamten Körpers führen, ist individuell und je nach Situation sehr unterschiedlich.

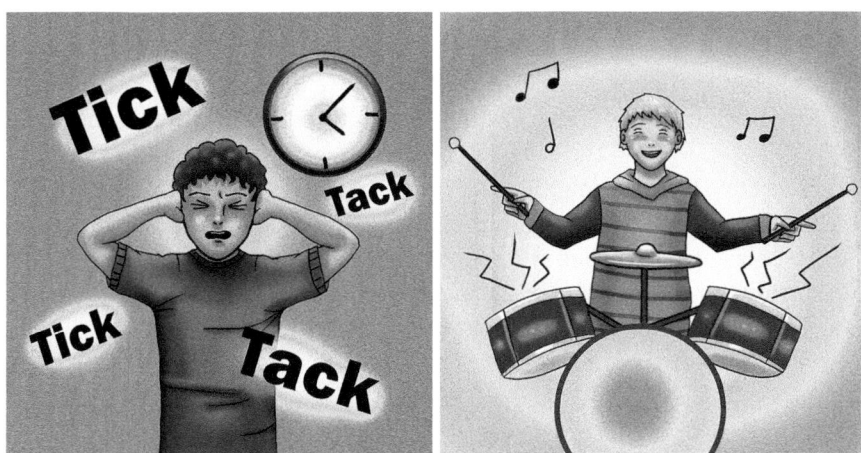

Abb. 1.3 Leise Geräusche, wie das Ticken einer Uhr, führen teilweise zu einem deutlichen Unbehagen – andere laute Geräusche, wie beim Schlagzeugspiel, nutzt das Kind zur Entspannung.

Gegensätzliche Empfindungen, ein Fallbeispiel: Pia, 5,5 Jahre, Autismus

Pia ist ständig in Bewegung, dabei ist ihr gesamter Körper stark angespannt. Überschießende Bewegungen, Schlagen, Trampeln, Hüpfen und flatternde Armbewegungen sind häufig beobachtbar. Es gibt nur wenige Momente, in denen sie zur Ruhe kommt, dann wechselt ihr Muskeltonus zu vorwiegend hypoton. Sie legt sich lang auf den Boden, lehnt sich beim Laufen gegen die Wand oder sucht Halt bei ihrer Mutter auf dem Arm. In diesen Situationen scheint es, als würde Pia jegliche Bewegungen vermeiden, ihre Aktivitäten sind stark verlangsamt, für jede Veränderung der Körperposition benötigt sie eine besondere Aufmerksamkeit.

Nach einiger Zeit wird Pia wieder aktiver, dann jedoch erneut in Form der Hypertonie. Teilweise erfolgt die Umkehr vom einen in den anderen Spannungszustand innerhalb kürzester Zeit.

Nur in der Reittherapie, wenn Pia auf dem Pferd sitzt, ist ihre Körperspannung ausgeglichen, die Körperhaltung ist aufrecht, die Bewegungen sind flüssiger. Erst einige Stunden nach der Therapie steigt Pias Anspannung wieder an, und sie zeigt die oben beschriebenen Bewegungen.

Ein Erklärungsversuch: Eine eutone (ausgeglichene) Körperspannung ist für Pia kaum möglich. Eine leichte Anspannung der Muskulatur, ein vorsichtiger Zug oder Druck gelingen kaum. Sie kann ihrer Muskulatur nur stark anspannen oder kaum aktivieren. Die Übergänge sind dabei abrupt, auch bedingt durch die Erschöpfung. So sind gezielte Bewegungen nur bei ausreichender Motivation und über eine kurze Zeitspanne möglich. Besonders vielfältiges Lernen und eine ausgeglichene Kommunikation sind jedoch weder in Überaktivität noch bei Passivität möglich.

Ideen zur Hilfestellung: Bewegungsangebote, in denen Pia ihre Muskulatur und ihren Körper gut spüren kann, können ihr helfen, Spannungen und Bewegungen gezielter und bewusster zu beeinflussen. Reittherapie, Schwimmen oder Springen auf dem Trampolin sollten im Alltag und in der Therapie immer wieder angeboten werden.

Das häufige »Zuviel« an unangenehmen oder diffusen Reizen, aber auch das »Zuwenig« an guten, beruhigenden Impulsen führt bei Menschen mit Autismus zu einer zumeist erhöhten Anspannung und einer starken Erregbarkeit in ihrem Alltag. Dies verstärkt sich nochmals in komplexen, unstrukturierten und unvorhersehbaren Situationen, in denen unter anderem mehrere Wahrnehmungsbereiche und -impulse miteinander verknüpft werden müssen, wie zum Beispiel in der Interaktion. Erregung und somit auch der Körpertonus steigen hier nochmals an.

1.3.2 Hypertonie und Hypotonus – Erregbarkeit und Regulation

Das Gehirn mit seinem zentralen Nervensystem steuert eine Vielzahl an Körperprozessen. Einige können gezielt beeinflusst werden, auf andere haben wir keinen Zugriff. Herzschlag, Blutdruck, Schweißabsonderung oder die Tätigkeiten des Verdauungstraktes werden vom autonomen Nervensystem gesteuert. In besonders herausfordernden Situationen reagiert der Körper des Menschen mit verschiedenen, sich bedingenden Prozessen. Dabei hat das autonome oder vegetative Nervensystem, welches aus Sympathikus und Parasympathikus besteht, eine besondere Bedeutung.

Wenn Gefahr droht, wird das sympathische System aktiviert, damit der Körper mit Flucht oder Kampf auf die bedrohliche Situation reagieren kann. Dazu wird unter anderem Adrenalin (ein *Stresshormon*) ausgeschüttet: Das Herz schlägt schneller, die Atmung verkürzt sich, jetzt kann vermehrt Blut in die Arme und Beine transportiert werden, um für die anstehenden Aktivitäten Sauerstoff und Energie zur Verfügung zu haben. Die zusätzliche Ausschüttung von Cortisol (ein weiteres Stresshormon) sorgt dafür, dass verschiedene notwendige Stoffwechselvorgänge aktiviert werden, damit der Körper ausreichend Energie zur Verfügung gestellt bekommt. Bei einem weiteren Anstieg der Erregung zeigen sich zusätzliche Körpersignale, wie eine Veränderung der Pupillengröße, aber auch vermehrtes Schwitzen, mögliches Zittern oder gar Erstarren. Körperfunktionen, die in diesem Überlebensmechanismus unwichtig sind, werden heruntergefahren, dazu gehören z. B. die Verdauung und das Immunsystem. Die gesteigerte Aktivität des Erregungssystems und somit des Sympathikus verändert auch die Wahrnehmung. Die Fokussierung auf eine mögliche Gefahr verstärkt sich, einzelne visuelle oder auditive Informationen werden intensiver wahrgenommen sowie schneller verarbeitet. Das Nervensystem ist in dieser Notsituation voll ausgelastet.

Andere scheinbar unwichtige oder ablenkende Informationen werden nicht oder nur stark verlangsamt weitergeleitet. Das Schmerzempfinden ist in diesen Situationen deutlich herabgesetzt, um einen möglichen Kampf oder eine Flucht nicht zu beeinträchtigen; auch Hunger-, Durst- oder Sättigungsgefühl sind vermindert. Multimodale Fähigkeiten können in diesen Situationen nicht oder nur eingeschränkt abgerufen werden. *Lernen* ist deshalb in diesen Situationen ebenfalls kaum möglich und findet höchstens im Rückblick, mit etwas Abstand, statt. Erst dann können einzelne Informationen (ein-)geordnet, miteinander verglichen und bewertet werden.

Wenn die Erregung sich wieder verringert bzw. auch in entspannten und wohltuenden Situationen wird das parasympathische System aktiv, zusätzlich beeinflussbar von den *Glückshormonen*, wie dem Serotonin. Mithilfe von gezielten Atem- oder Bewegungsübungen und somit durch Aktivierung des Parasympathikus kann eine Entspannung gezielt unterstützt und gleichzeitig der Gegenspieler, der Sympathikus, gehemmt werden. Die Atmung und der Herzschlag werden ruhiger, die Blutgefäße weiten sich, was teils als Kribbeln oder Wärmegefühl spürbar ist. Die Muskelspannung in den Extremitäten nimmt ab, sodass das Blut nun wieder für die Verdauung von Nahrung und zur Stabilisierung des Immunsystems zur Verfügung gestellt werden kann. Die Wahrnehmung verändert sich dahingehend, dass eigene körperliche Bedürfnisse wieder gespürt werden können, wie Hunger, Durst, der Wunsch nach (langsamer) Bewegung oder Pausen. Verschiedene Außenreize werden wahr- und aufgenommen, wie das Singen der Vögel, eine sanfte Berührung oder Zuspruch des Gegenübers. Mehrere Informationen können miteinander verglichen und verknüpft werden, logisches Denken sowie Lernen sind wieder möglich.

Damit es zu keiner dauerhaften Überlastung von körperlichen und neuronalen Funktionen kommt, ist ein Gleichgewicht zwischen Anspannung und Entspannung notwendig. Lernen und Weiterentwicklung sind nur möglich, wenn sich Aktivität und Erholung abwechseln. Deshalb ist besonders in herausfordernden Situationen, in einem turbulenten Alltag das gezielte und regelmäßige Anwenden von Entspannungstechniken hilfreich. Im medizinischen, psychischen, wie auch im pädagogischen Bereich findet diese Erkenntnis zunehmend Beachtung und wird unterstützend angewandt.

Für Menschen mit Autismus, deren Wahrnehmung bereits »besonders« ist, sind die beschriebenen Veränderungen im Erregungszustand nochmals bedeutender. Eine Aktivierung des Sympathikus erfolgt bereits frühzeitig, für Außenstehende bei scheinbar nur geringen Anforderungen: Das bereits verminderte Körpergefühl verschlechtert sich nochmals, objektives und besonnenes Handeln sind, auch wenn dies vorher in ausgesuchten Situationen abrufbar war, nicht mehr möglich. Ein Kontakt nach außen, um Hilfen oder beruhigende Worte anzunehmen, findet nicht (mehr) statt. Hält die Bedrohung über einen längeren Zeitraum an oder steigt die Anspannung weiter, führt dies zu einem *Overload* oder *Meltdown*, welcher sich durch Schreien, Toben, Selbst- oder Fremdverletzungen oder auch in Form einer völligen Regungslosigkeit, einer Art Körperstarre, zeigt. Die Verbindung zwischen negativ, wie auch positiv erregenden Stimulationen in Bezug auf Beziehungsfähigkeit, dem Lernen oder auch einer Übererregung und einem möglichen Meltdown werden in Abbildung 1.4 aufgezeigt.

Um die oft dauerhaft erhöhte Anspannung zu regulieren, um einen Overload und besonders einen Meltdown zu verhindern, sollten gezielte Wechsel zwischen An- und Entspannung möglich werden. Für Menschen mit Autismus sind die bekannten Entspannungstechniken dazu jedoch nur bedingt einsetzbar. Durch das bereits verminderte Körperempfinden und die vorhandene Hyper-/Hyposensibilität können die meisten Übungen entweder nicht wie gewünscht durchgeführt werden, mögliche Veränderun-

1.3 Eine ganz besondere Wahrnehmung

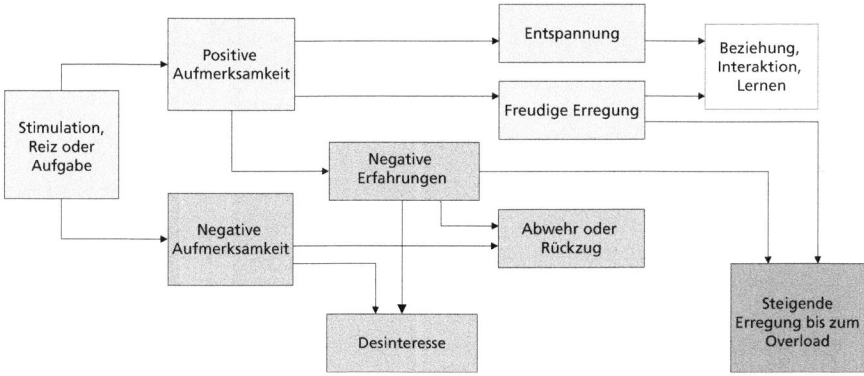

Abb. 1.4: Schema zu Stimulation, Reizsetzung und möglichen Reaktionen

gen werden nicht wahrgenommen oder aber als unangenehm eingestuft und folgend abgelehnt.

Die Angebote könnten jedoch so umgestaltet werden, dass diese für Menschen mit Autismus (positiv) spürbar sind. Schwingen auf einem Trampolin, ein von rechts nach links Drehen des Oberkörpers auf einem Drehstuhl oder ein Liegen, bäuchlings auf einem Pezziball, führen zu einer Mobilisation der inneren Organe, zu einer Vertiefung der Atmung und regen damit das parasympathische System an. Viele Erkenntnisse aus dem Bereich vestibuläre, viszerale und propriozeptive Wahrnehmung in den Kapiteln 3.1 bis 3.3 eignen sich zur Erstellung eines individuellen Bewegungs- und Entspannungsprogramms (▶ Kap. 3.1–3.3).

Zusätzlich hilft jede freudvolle Begegnung, jedes laute Lachen bei der Bildung der Glückshormone, wie Serotonin und Dopamin, und verringert somit auch die gesamtkörperliche Anspannung. Wenn langfristig zudem eine Verbesserung der eigenen Körperwahrnehmung gelingt, könnten auch weitere Übungen anwendbar sein. Zum Beispiel die geführten Wechsel zwischen Anspannung und Entspannung bei der »Muskelrelaxation nach Jacobsen«, entsprechend der hyper-/hposensiblen Wahrnehmung von Menschen mit Autismus. Aber auch kraftvolle Yoga-Sequenzen oder Bewegungsabläufe aus dem Qigong können den Körper mobilisieren und gleichzeitig Anspannung verringern.

> **Gut zu wissen: Der Vagusnerv**
>
> Der Vagusnerv gehört dem parasympathischen System an. Er ist der längste Nerv, welcher im Gehirn ansetzt und vom Auge, am Kehlkopf

vorbei, durch den gesamten Oberkörper verläuft. Er ist mit den meisten Organen unmittelbar verbunden. Er kontrolliert unter anderem den Blutzucker, die Atmung, die Herzfrequenz, die Ausschüttung von Verdauungssäften und Tränenflüssigkeit.

> Um diesen Zustand [von sozialer Zugewandtheit] zu erreichen, müssen wir uns sicher fühlen, es darf keinen Grund zur Bewältigung oder Vermeidung einer Bedrohung von außen durch Kampf oder Flucht geben, und wir müssen körperlich gesund sein. [...] Der vordere Vagus-Ast fördert gemeinsam mit den anderen vier dazugehörigen Hirnnerven Ruhe und Erholung und er stellt sicher, dass die physiologischen Voraussetzungen für eine optimale körperliche und seelische Gesundheit, Freundschaft, gemeinsames Arbeiten, gegenseitige Unterstützung, die Eltern-Kind-Bindung und liebevolle Beziehungen gegeben sind. (Rosenberg, 2018, S. 87)

Mithilfe von verschiedenen Impulsen kann der Vagusnerv gezielt aktiviert werden und somit Entspannung ermöglichen. Empfohlene Übungen sind Dreh- und Dehnungsübungen für Kopf- und Halswirbelsäule, (Druck-)Massagen im Bereich der Augen und der gesamten mimischen Muskulatur, Aktivierung des Kehlkopfes und der beteiligten Muskulatur (u. a. durch lautes Tönen und Singen), Dehn- und Mobilisierungsübungen für die inneren Organe, besonders des Zwerchfells.

Bei stark wahrnehmungsbeeinträchtigten Menschen sind häufig entsprechende Autostimulationen zu beobachten: Das Eindrücken des Augapfels, Druck oder Klopfen gegen Kinn, Kehlkopf sowie der Brust, teilweise mit gleichzeitigem Tönen oder lautes Rufen oder Lachen. All diese Aktivitäten könnten auf eine direkte Anregung des Nervus Vagus und somit des parasympathischen Systems hindeuten. Für die Betroffenen wäre das gezeigte Verhalten somit eine gezielte Regulationsmöglichkeit. Ein Verbot dieser Stimuli oder eine körperliche Fixierung, um diese zu unterbinden, sollte deshalb unbedingt vermieden werden.

Ziel sollte vielmehr eine Lenkung und Begleitung dieser Aktivitäten sein, sodass die Regulationsmechanismen aufrecht erhalten werden können, jedoch ohne zu verletzen und zugleich als positiver Austausch erlebbar. Dazu bieten sich Vibrationsmassagen im Gesichtsbereich an, den Bereich um das Auge eingeschlossen, im Hals und Brustraum sowie Aktivitäten, welche intensiv das Zwerchfell aktivieren (wie lautes Lachen, gemeinsames Brummen und Tönen, Hüpfen oder Stampfen). Angebotene Variationen der Angebote vermindern den Gewöhnungseffekt (Habituation) und sind deshalb auch bei geringerer Intensität wirksam.

Um Menschen mit Autismus im Alltag zu begleiten und zu unterstützen, sind einerseits Impulse nötig, welche die bereitgestellte Energie (Hypertonus) abbauen und das Entspannungssystem direkt unterstützen. Andererseits sollten passende Aktivierungen erfolgen, um eine zu geringe Spannung (Hypotonus) aufzubauen. Betroffene zeigen mit den beobachtbaren Autostimulationen eben diese Interventionen, mit dem Ziel einer ausgeglicheneren Körperspannung.

1.3.3 Stimming, Autostimulationen

Wenn der Alltag stets anstrengender, verwirrender und (teils) nicht mehr zu bewältigen scheint, steigt die Anspannung im Körper an. Um dieser entgegenzuwirken, benötigen Betroffene wiederholende und oft gleichbleibende Handlungen, das Stimming oder auch die Autostimulation. Es dient der Regulation von Stresssymptomatik, kann jedoch auch Aufnahme und Verarbeitung der verschiedenen Sinnesreize verbessern.

> Monotone Handlungen und Stereotypien sind weit mehr als nur Kennzeichen der Autismus Diagnose. Es sind Handlungen, die Betroffenen helfen, Stress abzubauen und einer Reizüberflutung entgegenzuwirken. Sie sollten entsprechend wahrgenommen werden und Beachtung finden. (Miller, 2020, S. 49)

Die Betroffenen setzen sich gezielt besonderen Reizen und Impulsen aus, welche sie, vorwiegend in stressigen Situationen, beruhigen. Das *Stimming* bezieht sich zumeist auf den eigenen Körper. Wenn die Anspannung besonders hoch ist, zeigt es sich auch in selbstverletzenden Verhaltensweisen, welche die physische Gesundheit der Menschen mit Autismus zusätzlich massiv beeinträchtigen können. Dabei ist nicht die Selbstverletzung oder ein empfundener Schmerz das Ziel dieser Handlungen, sondern die Suche nach einem Impuls, der eine Rückmeldung über den eigenen Körper gibt, ein positives Spüren desselben.

> Der gemeinsame Nenner dieser sehr unterschiedlichen Aktivitäten ist der Rückzug auf den Körper. In unterschiedlichen Facetten verschaffen sich die Kinder Möglichkeiten, ihren Körper zu spüren oder durch ihn in Kontakt mit der Umwelt zu treten. Sie versuchen auf diese Weise, Zugang zu ihren Gefühlen zu finden. Die Wahrnehmungen, die sie sich durch die körperlichen Aktivitäten verschaffen, helfen ihnen, Anspannungen zu reduzieren und Erregungen zu regulieren. (Büker, 2014, S. 73)

Auch wenn die Art der Stimulationen vielfältig sind, zeigt sich, dass der Wahrnehmungsbereich und die Intensität gezielt ausgewählt und dosiert werden. Kinder, welche im Turnraum das Trampolin bevorzugen, zeigen in

Stresssituationen häufig intensives Treten oder Aufstampfen, Kinder, die im Alltag laut tönen, schlagen bei Erregung oft zusätzlich gegen ihren Brustraum, »Zähneknirscher« beißen sich fest in die eigene Hand. Auch ein Herumlaufen durch die Wohnung ist kein Wegrennen, sondern es ist ein Hinwenden zum eigenen Körper, das Spüren der Beine, des Hüft- und Beckenbereiches, um Anspannung abzubauen. Einigen erwachsenen Menschen mit Autismus gelingt es mit der Zeit, die Interventionen gezielt und schon bei beginnender Erregung einzusetzen. Mithilfe von Stimming können sie ihren Alltag und besonders belastende Situationen leichter bewältigen oder eine geplante Handlung bis zum Ende durchführen.

> Stimming darf weder selbst- noch fremdgefährdend sein. Es sollte idealerweise etwas sein, was dem Menschen effektiv in seiner Stressbewältigung hilft, aber dennoch keinen anderen Menschen stört. [...] und bitte auch dann, wenn es Sie stört, unterbrechen sie es nicht. Sie nehmen autistischen Menschen damit die Dämpfer weg, das heißt, dass der Aufprall um so härter und verheerender wird. [...] Versuchen Sie störendes Stimming durch weniger Störendes zu ersetzen, indem sie dem Menschen andere Angebote machen [...]. (Vero, 2014, S. 71)

Ein großes Problem dieser Eigenstimulationen ist jedoch die *Habituation*. Ein Gewöhnungseffekt, infolgedessen häufige und langanhaltende (Eigen-)Stimulationen immer undifferenzierter wahrgenommen werden. Eine Regulation ist im Folgenden somit nur mit nochmals intensiveren Wahrnehmungsimpulsen wie Druck, Schmerz oder extrem Temperaturempfindungen möglich, wobei auch diese stetig verstärkt werden müssen.

Da ein Wegnehmen oder Unterbrechen der Stimulationen, wie beschrieben, nicht zu empfehlen ist, benötigen die Betroffenen Hilfen von ihrem Gegenüber. Die Unterstützung sollte dabei den Bedürfnissen der Betroffenen und ihrer spezifischen Körperwahrnehmung entsprechen, darf dabei jedoch nicht zu einer Selbst- oder Fremdverletzung führen. Mithilfe leichter Varitationen kann hier dem Gewöhnungseffekt entgegengewirkt werden.

2

Autismus neu begegnen

> Wenn sich zum Beispiel ein Kind an den Kopf schlägt, drücken wir die Hand noch mehr an den Kopf. Dabei halten wir vielleicht noch mit der anderen Hand den Hinterkopf fest, um den Druck zu erhöhen. Kneift sich jemand zum Beispiel in selbstverletzender Weise, drücken wir die Hand ganz fest, bis wir spüren, dass dieser Impuls nachlässt. Die Reaktion ist meist ein erstauntes Innehalten, Nachspüren und schließlich die Unterbrechung der Autostimulation. Möglicherweise erlebt das Kind zum ersten Mal, dass jemand mit Verständnis auf sein Verhalten reagiert. Dieses Verständnis geht so weit, dass es noch mehr von dem bekommt, was es braucht. Bisher hat es immer nur erlebt, dass ihm etwas weggenommen wurde. Jetzt macht es eine völlig neue Erfahrung. Sein Gegenüber reagiert mit Wohlwollen und Akzeptanz. Daher antwortet es mit Neugierde statt mit Widerstand und ein kleines Fenster öffnet sich für den Aufbau von Kontakt. (Büker, 2016, S. 80/81)

Beim Beobachten von sehr jungen Kindern – auf dem Wickeltisch, der Krabbeldecke oder dem Spielplatz – gibt es verschiedene Bewegungen und Verhaltensweisen, die Eltern von ihren Kindern mit Autismus kennen. Die genauere Betrachtung dieser kann helfen, die Besonderheiten von wahrnehmungsauffälligen Kindern besser zu verstehen.

2 Autismus neu begegnen

Vergleich zur physiologischen Entwicklung von (Klein-)Kindern: den Entwicklungsstand ihres Kindes erkennen

Beobachtbare Verhaltensweisen zu Beginn der frühen kindlichen Entwicklung sind teilweise auch im fortgeschrittenen Alter bei Kinder, Jugendlichen und Erwachsenen Menschen mit Autismus erkennbar. In den ersten Wochen, Monaten und Jahren sind diese Aktivitäten alterskonform und wichtige Teilschritte in Bezug auf die Wahrnehmung, Wahrnehmungsverarbeitung und Lernen. Das gezeigte Verhalten verändert sich im Lauf der Zeit, entwickelt sich weiter oder wird ganz abgelegt. Bei Menschen aus dem Autismusspektrum bestehen einige diese frühkindlichen Aktivitäten zum Teil weiter bzw. zeigen sich im weiteren Entwicklungsverlauf erneut, insbesondere in Erregungssituationen. Um den Entwicklungsstand in Bezug auf bestimmte Verhaltensweisen und die Fähigkeiten im Bereich der Wahrnehmung festzustellen, hilft der Blick auf die physiologische Entwicklung von Kleinkindern. Darauf aufbauend können die Angebote und Hilfestellungen für Menschen mit Autismus gezielter erfolgen, besonders in Bezug auf frühkindliche Bindung: *Um die Kinder dort abzuholen, wo sie gerade stehen.* Und vielleicht ist es so möglich, die fehlende Interaktionsentwicklung, um Jahre verspätet, doch noch anzustoßen.

In den Hinweiskästen zur *physiologischen Entwicklung von (Klein-)Kindern* werden die jeweiligen Fähigkeiten sowie deren zeitliches Auftreten aufgeführt und ermöglichen somit das Erkennen von Gemeinsamkeiten sowie die Feststellung des entsprechenden Entwicklungsstandes des Menschen mit Autismus in Bezug auf das gezeigte Verhalten.

Vergleich zur physiologischen Entwicklung von (Klein-)Kindern: erste Bindungserfahrungen und Hilfestellung in Erregungssituationen

Zu Beginn ihrer Entwicklung werden den Kindern vorwiegend Informationen angeboten, die sich auf ihren eigenen Körper beziehen, auf ihre *Basis- oder Körpersinne*. Der Säugling erfährt, dass er gewaschen, gestreichelt, gefüttert und gewickelt wird, stets im engen Kontakt mit seiner Bezugsperson. Im Laufe der ersten Wochen und Monate haben die Fernsinne wie Hören und Sehen nur eine geringe Bedeutung. Das beruhigendes Wort oder eine zustimmende Mimik bieten (noch) keine ausreichende Unterstützung.

Besonders bei Hunger oder Durst, bei Krankheit, immer dann, wenn das kleine Kind eine besonder Erregung zeigt, ist es kaum ansprechbar.

Jetzt benötigt es vor allem körperliche Stimulationen, wie ein Hin- und Herwiegen, ein schwungvolles Hochnehmen oder ein beruhigendes Streicheln. Es ist angewiesen auf (Körper-)Wärme, eine wohltuende Berührung, einen positiv empfundenen körperlichen Kontakt, damit es sich regulieren und folgend die Beziehung mit seinem Gegenüber (wieder) aufnehmen kann.

Menschen mit Autismus sind in Notsituationen ebenso kaum erreichbar, sie können weder visuellen Hilfen wie Gesten annehmen noch andere Hinweise wie ein beruhigendes Wort. Starke Stimulierungen über die Körpersinne, teils in Form von Selbst- oder fremdverletzendem Verhalten sind nun beobachtbar, ebenfalls mit dem Ziel, die Anspannung abzubauen.

2.1 Blickpunktwechsel

Die wichtigsten Ziele in der Begegnung von Menschen mit und ohne Autismus sind ein stressreduzierter Alltag und ein gemeinsames freudvolles Erleben desselben. Damit dies gelingt, müssen die Besonderheiten in den verschiedenen Wahrnehmungsbereichen, besonders aber die individuellen Reaktionen, das Verhalten des Kindes immer wieder aufmerksam beobachtet, erkannt und verstanden werden. Das Loslassen von den Empfindungen und Reaktionen bezüglich der eigenen Wahrnehmung und ein Hinwenden, ein Wechsel der Sichtweise zu den Empfindungen des Gegenübers ist notwendig, damit wir die Kinder aus dem Autismusspektrum verstehen und begleiten können.

Jeder Mensch mit Autismus hat seine eigene individuelle Wahrnehmung, mit den spezifischen Eigenarten und Vorlieben; trotzdem ist allen Betroffenen gemein, dass das Gefühl für den eigenen Körper kaum ausgebildet ist. Es zeigt sich unter anderem in einem verminderten Spüren der Muskeln und Gelenke und einem besonderen Schmerzempfinden.

> Ich war 5 oder 6 Jahre alt, als ich mir beim Rollerfahren erst den einen und dann auch noch den anderen Knöchel verstauchte und man mir um beide Fußgelenke einen straff sitzenden Verband machte. Zum ersten Mal konnte ich wirklich meine Füße spüren. Ich wusste, dass es sie gibt, ohne hinschauen zu müssen. Das verbesserte meine Körperhaltung und Koordination enorm. Von da an nutze ich Verbände

und Bänder, die ich mir straff um die entsprechenden Gliedmaßen band, um meine Körperwahrnehmung zumindest zeitweise zu erhöhen. Ich ging sogar mit einem Einweggummi um den Kopf ins Bett, um besser zur Ruhe kommen zu können und am Morgen sofort wenigstens den Kopf zu spüren. Später trug ich aus demselben Grund eng gestellte Basecaps. (Vero, 2014, S. 66f.)

Die eingeschränkten Fähigkeiten im Bereich der Körperwahrnehmung sind unabhängig von den kognitiven Fähigkeiten der Betroffenen. So verfügen sprechende Menschen mit Autismus zumeist über gute Funktionen der auditiven sowie der visuellen Wahrnehmung, das Körperbewusstsein ist bei Betroffenen mit oder ohne Sprache gleichermaßen kaum vorhanden. Bewegungen und Handlungen erscheinen teilweise ungelenk und mechanisch, da diese nicht in Verbindung mit einem Körpergefühl erlernt und getätigt werden, sondern über die visuelle Kontrolle und mithilfe vieler Wiederholungen. In Momenten starker Erregung sind kognitive Fähigkeiten jedoch kaum mehr abrufbar. Um dem Gefühl der Bedrohung (von Außen) entgegenzuwirken, wird versucht, die Aufmerksamkeit auf den eigenen Körper zu lenken und zudem die erhöhte Spannung abzubauen. Bedingt durch das stark verminderte Körpergefühl gelingt dies nur mit besonders intensiven Impulsen.

Hilfen und Angebote für Betroffene sollten darauf ausgerichtet sein. Jedoch bieten viele Eltern und Begleiter, besonders mit zunehmendem Alter der Kinder, oft *nur* ein zugewandtes Lächeln, ein aufmunterndes oder ermahnendes Wort an – dieses wird jedoch häufig nicht aufgenommen und kann in Notsituationen somit nicht unterstützen. Die üblichen angebotenen (körperlichen) Interventionen führen zudem selten zu einem positiven Erleben der Kinder, da ihre spezielle Verarbeitung von Sinnesreizen sich zu sehr von derer *neurotypischer* Menschen unterscheidet. Das beruhigende »über den Kopf streichen« kann zum Beispiel die Stresssymptomatik sogar noch erhöhen.

> Das Verhalten ändern zu wollen, egal, wie störend es sein mag, macht aber keinen Sinn, denn es ist das richtige Verhalten auf eine andere Wahrnehmung. Wenn ein autistischer Mensch besser in der Gemeinschaft und damit auch im (Arbeits-)Leben zurechtkommen möchte, dann müssen er und seine Umgebung genau das verstehen und dann versuchen, an seinem Modell der Welt, sprich an seiner Wahrnehmung, zu arbeiten. (Vero, 2016, S. 117)

Wenn die Kinder dauerhaft solche »falschen« oder »nutzlosen« Angebote bekommen und diese verständlicherweise abwehren, sich zurückziehen, ignorant erscheinen, kann sich kaum eine tragende Beziehung entwickeln.

Freudvolle Interaktionen finden nicht statt oder werden, teils im Laufe der Jahre, nochmals weniger.

Erst mit einem besseren Verständnis und einem anderen Blickwinkel können spezifische, individuelle Hilfen, Beziehung und Weiterentwicklung, ein sebstbestimmteres Leben und Teilhabe ermöglicht werden.

2.2 Den Wahrnehmungsbesonderheiten begegnen

Viele Eltern haben in den gemeinsamen Jahren, teils durch Zufall verschiedene Strategien und Angebote für das tägliche Miteinander gefunden. Einige Ideen davon werden besonders gerne angenommen, die Kinder zeigen Freude und Aufmerksamkeit. Häufig ist den Begleitenden jedoch nicht klar, warum ein bestimmtes Spiel das »Richtige« ist und ein anderes schreiend abgewehrt wird. Bedingt durch zusätzlichen Faktoren, wie der Tagesform, dem situativen wechselndem Erleben und Empfinden der Kinder, scheinen viele Reaktionen unberechenbar. Den »richtigen« Reiz auszuwählen scheint anfangs ein verwirrendes Suchspiel zu sein.

Um die Kinder besser zu verstehen, sollten die Wahrnehmungsbesonderheiten und das gezeigte Verhalten, insbesondere das Stimming, zu Beginn dem jeweiligen Sinnessystem (▶ Kap. 3) zugeordnet werden. In den folgenden Beschreibungen werden Sie einige Verhaltensweisen Ihres Kindes entdecken, andere, gegensätzliche Reaktionen oder es zeigen sich keine Auffälligkeiten in dem jeweiligen Bereich. Folgend werden dann passende Spiel-, Regulations- und Interaktionsangebote beschrieben, welche dann individuell ausgewählt und bei Bedarf verändert oder intensiviert werden können. Wenn Kinder auf einige Impulse sehr intensiv reagieren, egal ob mit einem starken Interesse oder völliger Abwehr, ist dieser Bereich besonders wichtig in Bezug auf weitere Hilfestellungen. So sind die Spezialinteressen einerseits und die Auslöser von Überforderungen andererseits wegweisend, welche Wahrnehmungsebene vermehrt Aufmerksamkeit und auch Förderung benötigt.

Versuchen Sie den Tagesablauf so zu gestalten, dass es Momente zum gemeinsamen Lernen und Entdecken, zum Spielen und Austausch gibt, aber auch Zeit zum Ruhen, zum alleinigen Erleben. Entwickeln Sie mit Ihrem Kind einen Rhythmus, welche Hilfen und Angebote gut sind, und versuchen sie von beiden Seiten, flexibel auf aktuelle Situationen und Befindlichkeiten zu reagieren.

> Manche Kinder brauchen mehr Kontraste, manche Kinder brauchen mehr Ruhe, manche Kinder brauchen einfachere Strukturen, manche Kinder brauchen intensivere Reize, um sich öffnen zu können. Sie brauchen nicht ständige Forderungen, sie brauchen nicht Befehle und Anweisungen, sondern sie brauchen erwachsene Begleiter, die sie auf diesem schwierigen Weg unterstützen. (Fröhlich, 2021, S. 6)

Werden Sie zum Entdecker für und mit Ihrem Kind! Versuchen Sie gemeinsam herauszufinden, welche Stimulationen, Spiel- und Lernangebote hilfreich sind. Stets mit dem Ziel, Beziehung erlebbar zu machen, zusammen schöne Momente zu erleben und auch in belastenden Situationen den Kontakt zum Gegenüber nicht zu verlieren.

2.2.1 Umgang mit Stimming bzw. Autostimulationen

Besonders in Bezug auf unerwünschte und hierbei insbesondere selbst- und fremdverletzende Verhaltensweisen ist eine häufige Empfehlung oder Reaktion ein aktives Unterbinden der Handlung oder ein Verbot dieser. Kurz- und auch langfristig führen diese Interventionen jedoch häufig zu weiterer Erregung und somit weiteren belastenden Situationen, da das Kind keine Möglichkeit hat, seine Anspannung abzubauen.

> Kinder stehen immer unter starker Anspannung, wenn sie mit Autostimulationen reagieren. Daher erreichen wir sie in diesen Momenten über Sprache nicht! Die Worte prallen entweder ungehört ab, verschwinden im dem Wirrrwarr von einstürmenden Empfindungen oder ihr Sinn kann gar nicht entschlüsselt werden. Jede unserer Reaktionen, wie Schimpfen, Verbieten, Ablenken, kommt beim Kind nicht an, sondern wirkt meist gegenteilig. Sie verstärken in der Regel die Erregung beim Kind und damit seine Autostimulation. (Büker, 2016, S. 15)

Ein Kind, das seinen Kopf fest gegen eine Begrenzung schlägt und zum Selbstschutz einen Helm aufgesetzt bekommt oder fixiert wird, sucht eine andere Möglichkeit, um sein Erregungspotential zu verringern und sich zu beruhigen. Wenn es keine anderen Hilfen zur Regulation bekommt, steigt die Anspannung weiter an und es wird sich ein anderes selbst- oder fremdverletzendem Verhalten zeigen! Andere ebenso empfliche Körperbereiche rücken in den Fokus, dies zeigt sich eventuell durch Schläge gegen die Nase oder das Kinn, ein Eindrücken des Augapfels, starkes Grimassieren, Schreien oder Hin- und Herschlagen des Kopfes.

Auch ein Ignorieren der Notsituation, ein Abschieben in einen »Ruhe-Raum« bieten keine Unterstützung der unbedingt notwendigen Regulationen. Die dabei gezeigten Stimulationen, wie Herumlaufen, Tönen oder Weinen, sowie zum Teil verletzendes Verhalten wirken oft erst nach langer Zeit und am Ende ist das Kind völlig erschöpft.

Im Umgang mit Menschen mit Autismus ist der Umgang mit Stimmings oder Autostimulationen ein besonders wichtiger Baustein. Wenn dieser vermehrt in den Fokus und in die aktive Begleitung mit einbezogen wird, ist er eine wichtige Hilfe zur Regulation und ermöglicht die notwendige Entspannung. Wenn Eltern und Begleitende das Bedürfnis nach Regulation zum Abbau der Überspannung erkennen, können sie das Kind dabei gezielt unterstützen. Damit dies leichter gelingt, sollten die Aktivitäten bereits vorher, in weniger erregenden Situationen erprobt werden, stets mit der Bereitschaft, das Angebot situationsbezogen anzupassen.

Wenn eine Unterstützung der gesuchten Regulation in diesem (Körper-) Bereich oder mit der jeweiligen Strategie (wie beim Spiel mit den eigenen Exkrementen) nicht möglich ist, muss eine entsprechend reizvolle Alternative angeboten werden – ansonsten gelingt das Umleiten oder Ersetzen nicht! Die Hilfen sollten zudem auch in überfordernden Situationen anwendbar sein und ausreichend entspannend wirken, ohne Gefahren einer Selbst- und Fremdverletzung.

Hilfen zur Unterstützung, zum Umlenken oder zur Vermeidung von unerwünschten Autostimulationen/Stimming

Die Stimulationen erfolgen zumeist durch Anbieten von (Druck-)Massagen (evtl. mit einem Massagegerät), festem Ausstreichen, Vibrationen oder zusätzlichen thermischen Reizen (Eis.)

Tab. 2.1: Mögliche Antworten auf unerwünschte Verhaltensweisen

Gezeigtes Verhalten	Mögliche Hilfen oder Alternativen
Häufiges Herumlaufen im Raum	Laufen Sie gemeinsam durch den Raum, ausgiebiges Tanzen und Hüpfen. Stimulationen der Beine und Fußsohlen.
Treten gegen Wände, gegen Personen oder festes Aufstampfen auf dem Boden	Stampfen Sie gemeinsam fest auf den Boden oder hüpfen sie zusammen auf dem Trampolin. Kneten und Massieren Sie Fußsohlen und Beine, geben Sie Druck bis in den Beckenbereich. Suchen Sie Hindernisse zum Über- und Herunterspringen.
(Faust-)Schläge auf Möbel, gegen Wände oder andere Personen	Stimulationen der Finger, der Hand, dem Handballen und dem Handgelenk bis hin zur Schulter. »Give me five« zur Begrüßung und zur Belohnung.

Tab. 2.1: Mögliche Antworten auf unerwünschte Verhaltensweisen – Fortsetzung

Gezeigtes Verhalten	Mögliche Hilfen oder Alternativen
Klopfen der Finger auf die Tischplatte oder Kratzen mit den Fingernägeln über Hauswände und Oberflächen	Stimulationen der Fingerspitzen, Berührungen von verschiedenen Oberflächen, der Tischplatte, der Abdeckung vom Heizkörper, einer harten Bürste oder groben Steinfliesen. Klopfen oder drücken Sie auf den Nagel, nutzen Sie zusätzlich ein Massagegerät.
Beißen in die eigene oder in die Hand des Gegenübers, Verbeißen in Gegenstände	Starke gesamt-körperliche Stimulationen, besonders an der Halswirbelsäule, dem Kinn dem Kiefergelenk und den unteren Zahnreihen.
Nägelkauen oder Daumenlutschen	Vorwiegende Stimulationen im Mundbereich, am Kiefer, Zug auf Lippen und Wangen, evtl. mithilfe einer elektrischen Zahnbürste. Starke Geschmacksinformationen zur Sensibilisierung (*Daumex* ist für einige Kinder eher ein positives Geschmackserlebnis).
Ausreißen der Haare	Großflächige Kopfmassagen und Stimulationen, gezielter Zug auf die Haarwurzeln, Bürsten mit einer festen Haarbürste.
Spiel mit den eigenen Exkrementen	Eis, Igelball oder Massagegerät zur Stimulation der Handinnenfläche oder weiteren besonders sensiblen Bereichen, wie dem Gesicht zum Lenken der Aufmerksamkeit anbieten, Gebrauch des *Notfallkoffers*.
Hineinführen von Gegenständen in Ohren oder Nase	Stimulationen der Ohrmuschel bzw. der Nasenwurzel und der angrenzenden Körperteile.

2.2.2 Aus Regulation wird Interaktion

Wenn es gelingt, in Momenten mit stark erhöhtem Erregungspotential regulierende Hilfen von Außen zu geben, bedeuten die Stimulationen für die Betroffenen keine isolierte Fokussierung auf den eigenen Körper, auf den gesuchten Stimulus und somit Rückzug vom Gegenüber. Vielmehr erleben die Kinder, dass sie in ihrer Not nicht alleine sind, sie erfahren, dass sie auch in diesen Momenten gesehen und verstanden werden. Wenn Stimming als ein wichtiges Bedürfnis der Kinder erkannt wird, kann aus der Unterstützung Interaktion entstehen.

Entwicklungsmöglichkeiten, ein Fallbeispiel: Leon, 5 Jahre, ASS
In einem Vorgespräch berichten mir die Eltern, dass Leon in seinem Alltag zumeist durch die Wohnung oder durch den gesamten Kindergarten läuft. Schreien, Weinen, Treten und Schläge gegen den eigenen Kopf sind mehrmals am Tag zu beobachten. Teilweise beißt Leon sich auf seine eigenen Fingerknöchel oder schlägt sich mit der Faust von unten gegen das Kinn. In der ersten Stunde kommt Leon auch schreiend in das Therapiezimmer. Meine Versuche, seine Aufmerksamkeit hin zu spannenden Materialien zu lenken, gelingen nicht. Er läuft aufgeregt umher und schlägt sich mit der Faust gegen den Kopf.

Ein Erklärungsversuch: Leons Körperwahrnehmung ist so stark herabgesetzt, dass er auch bei starkem Druck keinen Schmerz spürt. Erst ein besonders intensiver Reiz, wie ein Schlag gegen den Kopf ist für ihn wahrnehmbar und kann ihm helfen sich zu beruhigen. Die neue Umgebung verwirrt Leon und seine Erregung steigt. Kein noch so spannendes Spielzeug bietet eine ausreichende Information, um ihn abzulenken. Damit er von außen Unterstützung erfahren kann, muss diese ausreichend intensive sein und seinen besonderen Bedürfnissen entsprechen.

Hilfestellungen und Entwicklungen: Nach einigen Minuten im Therapiezimmer versuche ich eine erste körperliche Stimulation und zwar direkt an der Stelle, die auch Leon zur Beruhigung nutzt. Mit der einen Hand halte ich seinen Hinterkopf, mit der anderen biete ich mit einer kreisenden Bewegung einen kräftigen Druckimpuls. Dann lasse ich ihn wieder los. Leon hält inne, unterbricht sein Schreien und wendet sich mir kurz zu. Noch einmal biete ich ihm einen festen Massagegriff an Stirn oder Schläfen an, dieses Mal zusätzlich mit einer Vibration. Leon hält nochmals inne und läuft dann, nur noch mit aufgeregtem Lautieren, wieder durch den Raum.

In den nächsten Wochen erfährt Leon in der Therapie wie zuhause zahlreiche Druck- und Vibrationsmassagen, großflächiges Abklopfen, aber auch Stimulationen mit einem Eisstäbchen am Kinn, am Kieferknochen und den Schläfen. Immer wieder bieten wir ihm auch kräftige Schulter- und Nackenmassagen an. Schon bald fordert Leon die Stimulationen selbstständig ein, in dem er unsere Hand führt. Besonders bei den Kopfmassagen lächelt Leon sein Gegenüber strahlend an und jauchzt voller Freude. Die Gebärde für *nochmal* kann er bald mit einer leichten Unterstützung durchführen. Zuhause beginnt er gezielt zu lau-

tierten, wenn der Vater ihm eine kräftige Kopfmassage anbietet oder mit dem Rasierapparat über Leons Kiefergelenk fährt.
Die gesamt-körperliche Erregung nimmt stetig ab und bald werden die Massagen mit deutlich weniger Druck ausgeführt. An einigen Tagen genießt Leon sogar ein leichtes Kitzeln und zeigt dabei einen lebendigen Blickkontakt. In der Badewanne liebt er es, wenn man ihm mit einem groben Schwamm über den Kopf fährt und auch hier rückt zunehmend die Interaktion in den Fokus. Die Selbstverletzungen im Alltag sind seltener und werden mit weniger Druck ausgeführt. Auch bei der Zahnpflege zeigen sich erste Veränderungen. Seine Eltern dürfen ihn seit einigen Tagen mit der elektrischen Zahnbürste die Zähneputzen, wenn auch meist nur für einen kurzen Moment.

Das beobachtbares Verhalten sollte dabei den entsprechenden Wahrnehmungsbereichen zugeordnet werden, auch wenn dies teilweise einige Erfahrung benötigt: So wird ein Schlagen auf die Ohrmuschel oft mit einem Ausschalten eines hörbaren Störreizes gleichgesetzt. Es könnte jedoch auch die Suche nach einem besonders starken auditiven Stimulus aufzeigen, wie das Rauschen im Ohr, wenn die Hand darauf liegt. Oder es ist die Suche nach einem körperlichen Impuls, durch den Druck auf die Ohrmuschel und das Trommelfell. Wenn Eltern und Begleitende nun eine entsprechende Hilfe anbieten, indem sie ihre Hände zum Beispiel kurzzeitig fest an den Kopf des Kindes drücken, wird dieser Impuls zu einem bereichernden Miteinander. In besonders schwierigen Situationen können verschiedene Regulationen auch miteinander kombiniert werden. So darf sich das Kind zum Beispiel in der Hängematte eindrehen lassen und zusätzlich können Gewichtskissen oder Massagen zum Einsatz kommen. Die Reaktionen der Kinder auf die für sie passenden Angebote sind meist sehr direkt und eindeutig. Sie halten in ihrer Bewegung inne, zeigen einen spontanen Blickkontakt, ein Lächeln oder fordern eine Wiederholung des Impulses ein.

> Eltern haben im Kontakt mit ihren Kindern selbstverständlich immer das Bedürfnis, sanft und liebevoll zu sein. Schon sehr festes Klopfen auf den Rücken kommt ihnen zunächst fast vor, als würden sie ihr Kind schlagen, sehr festes Kneten der Hände empfinden sie beinahe als Misshandlung. Daher ist ihr Erstaunen dann immer sehr groß, wenn sie die erfreute Reaktion ihres Kindes erfahren und über diese Form des Körperkontaktes sehr schnell ein intensiver Austausch beginnt, den sie häufig vorher noch nicht erleben konnten. Plötzlich erfahren sie Resonanz auf ihre Zuwendung, die sie bei all ihren Versuchen mit verbaler Ansprache oder zärtlichem Streicheln nie bekommen haben. (Büker, 2016, S. 81)

Die Stimulationen von außen helfen außerdem dabei, dass die Kinder auch bei steigender Erregung noch ansprechbar sind. Wenn ein Kind mit dem Kopf gegen die Wand schlägt oder sich die Hände fest auf die Ohren drückt, kann es die beruhigenden Worte der Mutter nicht hören, es kann das ermutigende Lächeln nicht sehen. Wenn jedoch eine passende (zumeist körperliche) Zuwendung und Hilfestellung erfolgt, wird es ruhiger und damit eventuell wieder ansprechbar. Und vielleicht kann das Kind nach einigen Wiederholungen seine Aufmerksamkeit auch bei steigender Erregung auf sein Gegenüber richten. Zusätzlich zur Stimulation kann es dann die Stimme des anderen hören oder den mitfühlenden und ermutigenden Gesichtsausdruck sehen.

Wenn Kinder in ihrem Alltag und in angstbesetzten Situationen Regulation und Stimmung von ihrem Gegenüber und somit Unterstützung erleben, wenn sie spüren, dass der andere auf ihre Bedürfnisse und Impulse reagiert und sie unterstützt, dann wird Interaktion lohnenswert und bald vielleicht aktiv eingefordert. Das positive Miteinander, die gemeinsam erlebte Freude und Entspannung erleichtern nicht nur den gesamten Familienalltag, sondern schaffen Lebensqualität.

Entwicklungsmöglichkeiten, ein Fallbeispiel: Manuel, 15 Jahre, Asperger-Autismus
Im Schulalltag gibt es viele Situationen, die Manuel überfordern. Im Unterricht zeigt sich dies, wenn er anfängt ungefragt zu erzählen oder wenn er laut in den Raum ruft. Teilweise springt er von seinem Stuhl auf und drangsaliert seine Mitschüler, in dem er deren Federmäppchen herunterwirft oder sie mit einem Stift zu verletzen droht. Wutausbrüche und fremdverletzende Verhaltensweisen kommen für ihn und seine Umgebung scheinbar unvorhersehbar und unkontrollierbar. Später ist ihm sein Verhalten unangenehm und er entschuldigt sich. Für die Lehrkräfte und auch die Mitschüler sind seine Ausbrüche bald nicht mehr tragbar und es droht der Schulausschluss.

Ein Erklärungsversuch: Der Schulalltag ist mit vielen vielen Reizen und Herausforderungen verbunden. Wenn die Erregung und somit auch die Adrenalinproduktion bei Manuel stark ansteigen, versucht er unbewusst, mithilfe von verschiedenen Aktivitäten, entgegenzusteuern. Beim Tönen, Rufen, Herumlaufen, aber auch bei der Verletzung seiner Mitschüler entlädt sich seine aufgestaute Energie.

Hilfestellungen und Entwicklungen: Die Arbeit an Manuels Körper- und Selbstbewusstsein sind von Beginn an wichtige Bestandteile der Therapie. Auch im Alltag rücken Bewegungen und somit der Abbau von vermehrter Anspannung stärker in den Fokus. Trampolinspringen, Schwimmen, Reiten und wenn möglich Wintersport sind feste Bestandteile in der Wochenplanung. Abends werden zusätzlich Massagen oder Vibrationen angeboten. Manuel lernt, wie wichtig es ist, seinen Körper und seine Emotionen zu spüren – in Ruhe, in Aktivität und besonders in Notsituationen.

Nach fast zwei Jahren kommt er eines Tages aufgeregt in die Therapie und berichtet, dass die Mitschüler ihn in der Schule geärgert haben. Er kann jetzt nicht arbeiten, sondern muss erst einmal zum Boxsack. Dort schlägt Manuel mehr als zehn Minuten mit all seiner Kraft auf das Sportgerät ein. Ganz erhitzt atmet er anschließend tief durch und sagt: »Jetzt können wir mit der Therapie anfangen, jetzt ist es besser!« Dabei hatte Manuel bereits mit der Arbeit begonnen, und zwar in dem Moment, wo er hereinkam, seine Not gespürt hat, eine Lösung wusste und diese äußern konnte. Manuel kann zu Recht stolz auf sich sein.

Spezifische und intensive Wahrnehmungsreize zur Hilfestellung in herausfordernden Situationen finden auch in anderen Bereichen Anwendung.

2.2.3 Der Notfallkoffer

In vielen psychiatrischen Störungsbildern sind Notfallkoffer eine wichtige Unterstützung für extrem belastende Situationen. So findet man zum Beispiel in Bezug auf das Krankheitsbild *Borderline* viele aufschlussreiche Anweisungen zum Einsatz des *Emotional-Rescue-Kit*. In Notsituationen kommt es zu einer verzerrten, *anderen* Wahrnehmung und Wahrnehmungsverarbeitung der Betroffenen, einschließlich einem stark veränderten Körperempfinden, ähnlich dem Erleben eines Overload oder gar Meltdown bei Menschen mit Autismus.

Benutzung des Borderline Notfallkoffers
Sobald der betroffene Mensch spürt, dass seine innere Anspannung zu steigen beginnt und sich einem nicht mehr erträglichen Maß nähern wird, sollte er mit den verschiedenen Gegenständen aus dem Borderline Notfallkoffer gegensteuern. Dabei können gerne mehrere Reize auf einmal eingesetzt werden: So kann der Biss in die Zitrone mit der Wäscheklammer am Arm, der Musik aus dem MP3-Player […] verbunden werden.

> Der betroffene Mensch sollte regelmäßig überprüfen, ob der Inhalt seines Notfallkoffers immer noch die gewünschte Wirkung zeigt, und eventuell von Zeit zu Zeit Gegenstände austauschen und durch neue ersetzen. So kann er sicherstellen, dass keine zu große Gewöhnung an die Reize entsteht und diese dadurch ihre hilfreiche Intensität verlieren. (Lebenskarten, 2020)

Das Erstellen eines individuellen Notfallkoffers ist deshalb auch für Menschen aus dem Autismus Spektrum empfehlenswert. Er könnte mit folgenden Gegenständen bestückt werden: Igel- oder Tennisball, Eispad, Taschenvibrator, Gummiband am Handgelenk und einer kleinen Nagelbürste. Geschmacks- und Geruchsangebote, wie bspw. Chiliweingummis, Brause, Säckchen mit Lavendel oder Menthol, eigenen sich ebenfalls für den Notfallkoffer (Steflitsch et al., 2013, S. 349).

Wenn die Angebote im Alltag gut mitführbar sind, können sie in den jeweiligen Situationen, auch außerhalb von Wohnung oder Einrichtung unmittelbar angewendet werden. Am esten bereits dann, wenn die Erregung zu steigen beginnt und nicht erst, wenn die Betroffenen kaum mehr ansprechbar sind. Weitere Anregungen zu spezifischen Materialien finden sich im Kapitel 3 bei den jeweiligen Sinnessystemen und in der Materialliste im Anhang dieses Buches.

2.2.4 Allgemeines zur Hilfestellung

Der Blick auf den »Notfallkoffer« zeigt erneut, dass bei Menschen in starken Erregungssituationen vorwiegend intensive und klare Impulse (positiv) aufgenommen und verarbeitet werden können. Für Menschen im Autismus-Spektrum gilt dies nicht nur in Stresssituationen, sondern häufig auch im »entspannteren« Alltag. So ist beim körperlichen Spüren häufig ein intensives Auftreten, Hüpfen oder ein fester Händedruck angenehm. Im auditiven Bereich werden zumeist eher dunkle, prägnante Töne und beim Sehen starke visuelle Reize, wie bei einem Kreisel oder einem Blinklicht, favorisiert. Die prägnanten Impulse bündeln häufig die Aufmerksamkeit, verwirren nicht, sondern wirken regulierend.

Zu Beginn sollten die angebotenen Impulse nur über einen kurzen Zeitraum (einige wenige Sekunden) gesetzt werden. Somit hat das Kind Zeit zum Nachspüren, zum Verarbeiten und zum Reagieren. Je nach Antwort erfolgt eine Wiederholung oder ein Abbruch der Reizgebung. Wenn das Kind das Angebot nicht ablehnen muss, sondern hingegen einer Wiederholung zustimmen oder diese aktiv einfordern kann, wird positives Miteinander möglich. Diese Aufforderung zeigt sich teils nur durch eine minimale

Intention des Kindes, wie ein Lächeln oder auch in Form einer anderen klein(st)en Bewegung. Vielleicht ist die Zustimmung auch deutlicher und erfolgt mithilfe eines Geräusches, einem Wort oder einer Gebärde. Später kann die Impulsgebung synchron mit dem Atemrhythmus erfolgen, so gelingt der Wechsel zwischen Anspannung und Entspannung leichter. Die Reizsetzung erfolgt bei der Ausatmung, das Loslassen mit der Einatmung bzw. während der Atempause. Die Massage kann dazu zum Beispiel mit einer Lautmalerei, wie einem lautem »Kribbel-Krabbel« begleitet werden, dann folgt die Atempause. Kleine Verse, kurze Reime oder Lautspielereien können die Aktivitäten somit spielerisch wie auch rhythmisch unterstützen. Der Wechsel zwischen Reizgebung und Pause ist ein für das Kind größtmöglicher Unterschied und entspricht seiner vorwiegend hyper- und auch hyposensiblen Wahrnehmung. Kontrastreiche und wechselnde Erfahrungen verhelfen zudem langfristig, auch unvermeidliche Veränderungen im Alltag besser tolerieren zu können.

Möglichkeiten, die Impulse situativ anzupassen:

- Der Reiz kann intensiv oder weniger intensiv präsentiert werden durch Veränderung von Druck, Auflagefläche, Geschwindigkeit, Lautstärke, Helligkeit usw.
- Wenn die Aufmerksamkeit des Kindes nachlässt oder dieses eine negative Reaktion zeigt, erfolgt ein Wechsel der Reizgebung.
- Im Anschluss an fordernde Situationen und Aufgaben benötigt das Kind ausreichende (andere) Regulationsmöglichkeiten.

Die Bewertung, ob der Reiz passend ausgewählt worden ist, zeigt sich an den Reaktionen des Kindes. Je aufmerksamer wir das Kind beobachten, um so differenzierter kann die Reizgebung darauf ausgerichtet werden. Wird das Angebot mit einem Wedeln der Hände oder einer Schaukelbewegung des Oberkörpers beantwortet, kann dies eine positive als auch eine negative Bewertung anzeigen und es gilt weiteren Reaktionen in die Bewertung mit einzubeziehen. Entspricht ein Spiel oder eine Aufgabe nicht den Bedürfnissen des Kindes, ist es auch möglich, dass es dieses gar nicht wahrnimmt oder es nur sehr kurz fokussiert. Dem Kind wird dann oft vorgeworfen, es sei unaufmerksam oder unwillig. Dabei könnte es sein, dass es dem Kind gar nicht möglich ist, sich auf die Aufgabe einzulassen, oder es sich sogar bewusst abwendet, damit seine Erregung nicht nochmals steigt und es die Situation mit einem destruktiven Verhalten beantwortet. Auch hier sollte die Impulsgebung unbedingt nochmals abgeändert werden, damit die Hilfeststellung positiv erlebt werden kann.

Antwortet das Kind mit einem Lächeln, einer Aufrichtung oder einem erneuten Einfordern des Reizes, zeigt dies, dass der angebotene Reiz der richtige Impuls ist. Vielleicht ist auch nur eine leichte Veränderung des sonst monotonen Summens zu hören oder ein zusätzlicher Stimulus zur Beruhigung ist nun nicht mehr notwendig. Das passende Angebot ermöglicht Momente des Wohlfühlens, der (gesamt-körperlichen) Entspannung und bietet Anlass zum gemeinsamen Erleben und für einen freudigen Austausch.

3

Die Sinnessysteme

Die Reizaufnahme erfolgt über die Sinne. Es wird unterschieden zwischen den Sinnen, welche Informationen über den Körper geben sowie denen, die Informationen über die Umwelt vermitteln. Zu den Basis- oder Körpersinnen gehören folgende Sinnessysteme:

- das vestibuläre Wahrnehmungssystem
- das propriozeptive Wahrnehmungssystem
- das viszerale Wahrnehmungssystem
- das thermische Wahrnehmungssystem
- das taktile Wahrnehmungssystem
- die Schmerzwahrnehmung

Gut ausgebildete »Körpersinne« bilden die Grundlage für eine gesunde Entwicklung und sind zudem auch eine Voraussetzung für komplexe, höhere Leistungen, welche im weiteren Leben erworben werden.

> Wir können unsere Körperwahrnehmung auch vergleichen mit der Wahrnehmung eines Automobils. Nachdem wir ein bestimmtes Auto eine Zeitlang benutzt haben,

entwickeln wir ein gutes »Gefühl« für die Größe des Wagens, seine Lenkung und für die Betätigung des Gaspedals, um die Geschwindigkeit zu regeln. Diese Kenntnis stimmt vom Erleben des Wagens und seiner Reaktion in jedem Moment, den wir ihn fahren. Ein guter Fahrer ruft sich diese Informationen automatisch ins Gedächtnis zurück, sodass er niemals darüber nachzudenken braucht. Ein ungenaues Automobilschema im Gehirn führt zu Unfällen, und so hat auch das ungeschickte (dyspraktische) Kind zahlreiche Unfälle, da es nicht über eine entsprechende Körperwahrnehmung verfügt. (Ayres, 1998, S. 122f.)

Die folgend beschriebenen Fernsinne bauen auf diese ersten Erfahrungen und Kenntnisse auf. Sie vermitteln Informationen über die Umwelt, wie ein Bild der Umgebung, von Abläufen im Umfeld und von dem, was ggf. als Nächstes passieren könnte. Eine exakte Abgrenzung beider Bereiche ist nicht möglich, die Übergänge sind fließend. So kann zum Beispiel ein starker visueller Reiz auch ein Stimulus der vestibulären Wahrnehmung sein, ein starker auditiver Impuls betrifft auch die propriozeptive Wahrnehmung.

Zu den »Fernsinnen« gehören folgende Sinnessysteme:

- das olfaktorische Wahrnehmungssystem
- das gustatorische Wahrnehmungssystem
- das auditive Wahrnehmungssystem
- das visuelle Wahrnehmungssystem

Störungen dieser Systeme werden als zentrale Wahrnehmungs- und Verarbeitungs- bzw. sensorische Integrationsstörung bezeichnet.

> **Die physiologische Entwicklung von (Klein-)Kindern: motorische Aktivitäten und Regulationen**
> Ein Kleinkind, welches auf dem Wickeltisch liegt und aufgeregt oder hungrig ist, strampelt zur Beruhigung mit seinen Beinen oder dreht den Kopf hin- und her. Treten und Drehen in den ersten Lebensmonaten sind altersentsprechende Aktivitäten und zeigen, dass der Säugling sich und seinen Körper entdeckt, dass er Begrenzungen erspürt und vielleicht auch versucht, ein Zuviel an Erregung abzubauen. Dies ist kein auffälliges Verhalten! Zu einem späteren Zeitpunkt verfügen die Kinder bereits über Mechanismen, sich selbst zu beruhigen oder ihr Verhalten der Situation anzupassen.
> Menschen mit Autismus zeigen, nicht nur in besonderen Erregungssituationen, teilweise ein ähnliches Verhalten: Sie treten und springen im Raum umher, werfen sich gegen Wände und weitere Begrenzungen,

(ver-)drehen den Oberkörper oder die Extremitäten und suchen sich somit vielfältige Rückmeldungen über ihren Körper.

3.1 Die vestibuläre Wahrnehmung (Gleichgewicht)

Der Gleichgewichtssinn gibt uns Informationen über die Bewegungen und die Positionen unseres Körpers, insbesondere des Kopfes, und ermöglicht es uns somit, in Balance zu bleiben, die Körperhaltung den Begebenheiten anzupassen sowie auch eine bewegte Umwelt beobachten zu können. Die Erfahrungen bezüglich Schwerkraft und der Lage im Raum und die Reaktion auf Veränderungen von außen, gehören zu den Grundbedürfnissen der menschlichen Entwicklung. Schaukelbewegungen beruhigen und werden zumeist als besonders angenehm eingestuft. Wie alle anderen Wahrnehmungssysteme ist auch dieser eng mit den weiteren Sinnessystemen verbunden, wie dem propriozeptiven System (Tiefensensibilität) und dem visuellen Wahrnehmungssystem, und steht mit ihnen in enger Wechselwirkung.

Gegensätzliche Empfindungen, ein Fallbeispiel: Damian, 5 Jahre, Autismus.
Damian liebt besonders wildes Schaukeln, vorsichtige Schaukelbewegungen werden nicht toleriert.
»Wenn wir auf den Spielplatz gehen und Damian auf die Schaukel möchte, muss immer jemand neben ihm stehen und ihn anstoßen. Er hat eine genaue Vorstellung, wie das ablaufen soll: Der Schwung muss so kräftig erfolgen, dass Außenstehende immer ganz ängstlich zu uns herschauen. Es scheint fast, als würde er im nächsten Moment von der Schaukel fallen. Bisher ist aber nie etwas passiert. Wenn wir es vorsichtiger versuchen oder Damian ermuntern, es alleine zu machen, weint und schreit er und klammert sich mit den Händen am Seil der Schaukel fest. Er ist dann kaum mehr zu beruhigen«. Es scheint, als wäre Damian einfach nur verwöhnt und hätte Freude daran, die anderen für sich agieren zu lassen.

Ein Erklärungsversuch: Impulse, in Bezug auf den Gleichgewichtssinn, müssen für Damian stets sehr intensiv sein, dann kann er diese positiv wahrnehmen. Geringere Reize, die weniger eindeutig sind, führen zu Unwohlsein, bis hin zur Übelkeit und Erbrechen. Beim Auto- oder Busfahren hat Damian sehr schnell mit Übelkeit zu kämpfen, Rollen und Sitzen auf dem Pezziball oder auf dem Wackelkissen verweigert er. Alleine auf der Schaukel gelingt es ihm ebenfalls nicht, diese starke Intensität zu erreichen, welche mit Hilfe seiner Eltern möglich ist.

Ideen zur Hilfestellung: Beim Anstoßen an der Schaukel das initiierte Schaukelmuster immer wieder abändern, einen plötzlichen Stopp einbauen und dann wieder die starke Bewegung fortführen, einen Zwischenstopp in Form einer Drehung einbauen, dann wieder schaukeln. Eine Runde besonders langsam absolvieren, dann wieder das Tempo erhöhen. So werden die Veränderungen Teil des Spiels und ermöglichen zunehmende Flexibilität. Auch im weiteren Tagesverlauf kleine Impulse nutzen, um dem vestibulären System vielfältige Anregungen zu geben, wie z. B. ihm beim Spaziergang »Engelchen flieg« anbieten oder ihn eine Runde mit dem Schreibtischstuhl durch die Wohnung schieben.

3.1.1 Auffälligkeiten der vestibulären Wahrnehmung

Anzeichen, dass der Gleichgewichtssinn intensiv zur Regulierung und Stimulierung genutzt wird:

- Häufiges selbststimulierendes Wiegen und Schaukeln des Oberkörpers
- Intensives Nutzen von Trampolin, Schaukel oder Karussell
- Hochnehmen oder Hochwerfen wird eingefordert (*Engelchen flieg* und *Reitspiele*)
- Hochklettern auf Schränke und ständiges Nach-unten-Schauen
- Plötzliches Aufstehen, häufiges Wechseln in den Zehenspitzengang
- Drehen um die eigene Achse oder schnelle (Wechsel-)Bewegungen des gesamten Körpers bzw. des Kopfes
- Überstrecken des Kopfes, heftiges Nicken mit dem Kopf
- Häufiges Auf-dem-Kopf-stehen
- Häufiges Kreiseln von Gegenstände
- Beenden von vestibulären Impulsen ist kaum möglich

Die Kinder sind ständig in Bewegung und suchen viele und starke vestibuläre Informationen. Dabei sind sie häufig ungeschickt und tollpatschig. Sie fallen hin und geraten aus dem Gleichgewicht. Dieser schwach ausgeprägte Gleichgewichtssinn geht mit mangelhaften Stützreaktionen einher, wodurch die Kinder sich häufig im Gesicht und am Kopf verletzen. (Kurtenbach, 2015, S. 32)

Anzeichen, einer Überempfindlichkeit für vestibuläre Impulse:

- Schon geringe vestibuläre Reize lösen Unbehagen oder Panik aus.
- Vermeidung von Lageveränderungen, Verharren in einer Position: Schon als Säugling reagieren die Kinder mit Schreien oder Steifmachen auf Hochnehmen oder Wiegen auf dem Arm.
- Das Kind benötigt an den Fußsohlen Bodenkontakt oder einen Druckimpuls, um sich vestibulär zu stabilisieren.
- Körperliche Passivität oder stark verlangsamte Körperbewegungen, die Kinder kommen spät oder nicht in Bewegung, kaum Robben und Krabbeln, spätes Laufen.
- Bewegungsangebote wie Trampolin, Schaukel oder Rutsche werden abgelehnt.
- Reisekrankheit beim Autofahren oder auch beim Fernsehen, bewegte Bilder stellen einen starken vestibulären Reiz dar.

> **Die physiologische Entwicklung: Gleichgewichtssinn**
>
> Ab der 9. Schwangerschaftswoche entwickelt sich der Gleichgewichtssinn und ist bis zum 5. Monat ausgebildet. Lageveränderungen des Bauches stimulieren den Gleichgewichtssinn.
>
> Ab der Geburt trainieren Schaukeln und Wiegen sowie Lageveränderungen beim Hochnehmen das System und wirken beruhigend. Im 3. bis 5. Monat wird der Säugling in allen Positionen etwas stabiler, erst in Rückenlage, dann in Bauchlage, Wochen später auch in aufrechter Position. Ab dem 7. Monat reagiert das Kind bei Veränderung der Lage mit Gegensteuerung und Abstützreaktionen. Ab dem 12. Monat, gutes Gleichgewicht in Rücken-, Bauchlage, Sitzen und Krabbeln, im Stand sind noch unsicher.
>
> Teilweise erreichen Menschen aus dem Autismusspektrum einige der beschriebenen Entwicklungsschritte in Bezug auf den Gleichgewichtssinn nicht, es bestehen diese frühkindlichen Aktivitäten zum Teil weiter oder sie zeigen sich insbesondere in Erregungssituationen.

3.1.2 Angebote, welche eine intensive Stimulation des Gleichgewichtssinnes beinhalten

Ziel der Aktivitäten: Regulation, Verbesserung der Körperwahrnehmung und Interaktion. Für zuhause, im Kindergarten, auf dem Spielplatz, Schulhof, in der Natur, im Turnraum, vor oder nach dem Kindergarten- oder Schulbesuch, nach einer langen Autofahrt und immer dann, wenn es den Kindern hilft, über Gleichgewichtsimpulse ihren Körper zu spüren.

Die folgenden Ideen bieten eine erste Orientierung, um die Angebote individuell anzupassen:

- Schaukeln in verschiedenen Grundpositionen und in verschiedene Richtungen: sitzend, stehend oder auf dem Bauch bzw. auf dem Rücken liegend; vorwärts, rückwärts und seitlich, mit teilweise schnellem Anhalten oder Richtungsänderungen
- Rollen auf einem Pezziball vor- und zurück, sitzend oder bäuchlings
- Rollen auf einem Rollbrett
- Drehen in der Affenschaukel bzw. auf dem Drehstuhl
- Angebote in einer therapeutischen Hängematte oder einem Schaukeltuch
- *Kreisel spielen* und schnell um die eigene Achse drehen
- Rollübungen auf der Matte oder seitlich einen Hang herunterrollen
- Purzelbaum
- Bewegungs- oder Kniereiterspiele wie *Hoppe hoppe Reiter*
- Springen oder Schwingen auf dem Trampolin, Wippen und auf einer Matratze springen
- Hüpfen auf einem oder auf beiden Beinen
- Rutschen
- Ein- und Ausrollen mit einem Teppich oder eine Yoga- oder Turnmatte
- Balancieren auf Bänken, Wackelbrett oder Stapelsteinen
- Gezieltes Augenrollen und Schielen

3.2 Die propriozeptive Wahrnehmung (Körperspannung und Bewegung)

Mithilfe der Propriozeptoren werden Informationen aus dem Körperinneren aufgenommen. Es sind Mitteilungen über Muskeln, Sehnen und Gelenke. So wird spürbar, wo sich der Körper im Raum befindet, welche Haltung oder Lage er einnimmt, welche Bewegungen bei den verschiedenen Körperteilen möglich sind und in welchem Spannungszustand sich die Muskeln und Sehnen befinden; zudem, ob der Körper sich bewegt und wenn ja, in welche Richtung. Dies geschieht mithilfe von Stellungssinn, Bewegungssinn, Kraftsinn und Spannungssinn.

> Ohne hinzuschauen, wissen Sie genau, wo Ihr Körper den Stuhl oder Boden berührt und wie Ihre Füße stehen. Ich kann das nicht. Meine Körperwahrnehmung ist dafür zu gering. [...] Ich muss schauen, um zu wissen, ob und wie ich sitze, wo meine Füße sind und was die Arme machen.
>
> In der Schule habe ich nach dem Melden oft vergessen, den Arm wieder herunter zu nehmen, weil ich so mit der Antwort (und den vielen anderen Reizen) beschäftigt war. Ich habe ihn einfach vergessen. (Vero, 2014, S. 99)

Gehen, Springen, Greifen, Bewegen von Gegenständen und viele weitere Aktivitäten sind nur möglich, wenn die daran beteiligten Körperteile ausreichend wahrgenommen werden. Das Gehirn bekommt Informationen über Zug und Druck und über die Stellung des Körpers, ohne die visuelle Kontrolle zu benötigen. Oder es ermöglicht, einen Gegenstand mit der richtigen Kraftdosierung in die Hand zu nehmen, ohne ihn zu zerdrücken.

Menschen mit Autismus können diese Informationen oft nicht ausreichend wahrnehmen und verarbeiten. Einzelne Körperregionen weisen zusätzlich einen zu geringen Muskeltonus (Hypotonus), andere einen zu starken Muskeltonus (Hypertonus) auf.

Gegensätzliche Empfindungen, ein Fallbeispiel: Justus, 7 Jahre, ASS

Justus ist in seinem Alltag häufig ruhelos und ständig in Bewegung. In anderen Momenten liebt er es, lang ausgestreckt auf dem Fußboden zu liegen. »Wenn Justus wach wird, beginnt er auch schon durch die Wohnung zu laufen, beim Essen sitzt er keine fünf Minuten. Wenn wir mal ein Spiel am Tisch spielen, legt er sich mit seinem Oberkörper auf die Tischplatte. Wenn ich ihn auffordere, sich *richtig* hin zu setzen, springt er schimpfend auf und läuft weg«. Alleine in seinem Zimmer liegt er auch über längere Zeit auf seinem Spielteppich, ganz ruhig, mit dem Kopf auf dem Oberarm gestützt und betrachtet seine Autosammlung. Für die Mutter scheint es, als würde Justus keine Lust haben, sich aufrecht hinzusetzen, und als würde er ihren Wunsch ignorieren, sich wenigstens mal einige Minuten auf ein gemeinsames Spiel einzulassen.

Ein Erklärungsversuch: Justus gesamtes Körperbewusstsein ist wahrscheinlich so gering entwickelt, dass bereits die Aufrichtung des Oberkörpers beim Sitzen einen deutlichen Kraftaufwand erfordert. Es ist ihm

3.2 Die propriozeptive Wahrnehmung (Körperspannung und Bewegung)

nicht dabei wohl nicht möglich, zu spüren, ob er sitzt oder steht oder wie stark einzelne Muskelgruppen angespannt sind. Er nimmt seinen Körper nur in der aktiven Bewegung wahr, die stark erhöhte Körperspannung gibt ihm die erforderliche Rückmeldung und dient zugleich der Regulation bei erhöhter Anspannung.

Wenn er sich auf eine einzelne Tätigkeit wie das Betrachten seiner Autos konzentrieren möchte, fehlt diese bezüglich seiner Körperwahrnehmung und der Körperspannung. Beim Sitzen legt er sich auf den Boden oder auf die Tischplatte, und einzig und allein sein Arm und eine Hand sind aktiv. Längeres aufgerichtetes Sitzen überfordern ihn und er muss aufspringen und (weg-)laufen.

Ideen zur Hilfestellung: Neben grundsätzlichen Übungen zur Stimulation der propriozeptiven Wahrnehmung, könnten besonders die Übergänge zwischen Entspannung und Anspannung Fokus für verschiedene Bewegungsspiele werden, um mehr Flexibilität und Steuerbarkeit zu ermöglichen: Wer kann schneller vom Sitzen ins Laufen wechseln? Wer stoppt seine Bewegungen (wie hüpfen oder tanzen) abrupt, wenn die Musik Pause macht? Ist es möglich, ein bis zwei Minuten starr auf dem Stuhl zu verweilen, um dann nach einem festgelegten Signal schnell zu einem vereinbarten Zielpunkt zu laufen?

Die beschriebenen Aktivitäten finden sich in (alten) Bewegungsspielen aus dem Kindergarten oder den Kindergeburtstagen wieder und zeigen deren hohe Bedeutung für die kindliche Entwicklung an.

3.2.1 Auffälligkeiten der propriozeptiven Wahrnehmung

Anzeichen, dass propriozeptive Impulse intensiv zur Regulierung und Stimulierung genutzt werden:

- Starke Wechsel zwischen besonders hypo- und hypertoner Körperspannung, zum Beispiel: Hände geballt zur Faust – dann Wedeln mit offenen Händen
- Schlagen, Treten, Anrempeln gegen Widerstände, wie Boden, Tischkanten, Wände und auch andere Personen
- Fallen lassen auf die Knie oder Hinwerfen des gesamten Körpers auf den Boden
- Häufiges Hüpfen oder Herunterspringen von Erhöhungen

- Bevorzugtes Fahren über Kopfsteinpflaster und Bodenunebenheiten im Kinderwagen, mit dem Rad oder Auto
- Knallen von Türen, mit starkem Druck auf Finger, Hand, Ellenbogen- und Schultergelenk
- Wegwerfen von Gegenständen, mit erhöhter Spannung und Zug auf Arme und Hände
- *Kopfstand,* erhöhter (Blut-)Druck auf den Kopf
- Ruckartiges Werfen des Kopfes nach hinten oder vorne, auch gegen einen Widerstand
- Flattern mit Händen und Armen, Kreisen der Handgelenke
- Flattern lassen von Gegenständen
- Überstrecken einzelner Körperteile oder des gesamten Körpers
- Zehenspitzengang (starke Anspannung im gesamten Körper und besonders an den Fußsohlen und -gelenken) oder Spitzengang (Überdehnung vom Fußrist, mit starkem Druck auf die Zehen und die angrenzenden Sehnen und Gelenke)
- Zerreißen oder Zerrupfen von Papier mit Zug auf die Fingerspitzen

> Als Mark ein Jahr alt war, schrie er zwölf Stunden am Tag. Dann fing Mark an, sich zu verletzen. Er schlug mit der Stirn immer wieder gegen die Wand und hatte eine dauerhafte Beule über den Augen. Mit seinen starken Ärmchen riss er so heftig an den Sprossen seines Gitterbettes, bis diese brachen. Wenn er nicht kreischte oder um sich schlug, starrte er einfach ins Leere oder wippte hin und her, so als träumte er. Allein das Geräusch von Maschinen schien ihn von seinem Jammer abzulenken. Das Dröhnen des Staubsaugers fasziniert ihn. (Silberman, 2016, S. 276)

Anzeichen einer gezielten propriozeptiven Stimulation im Mundbereich:

- Starker Druck mit dem Kinn gegen einen Widerstand, z. Bsp. der eigenen Faust
- Häufiges und starkes Grimassieren
- Beißen in die eigene Hand oder in einen Gegenstand, auch starke Anspannung im Bereich der Schultern, des Nacken- und Kieferbereiches
- Bevorzugtes Essen von harten Nahrungsmitteln
- Lutscher und Bonbons werden zerbissen
- Stopfen von Nahrung, wie extremes »Hamstern« in den Wangentaschen
- Zähneknirschen oder -klappern bis hin zum Abschmirgeln des Zahnschmelzes
- Festes Kauen auf der Zahnbürste
- Beißen und Reißen an Kleidungsstücken oder anderen Gegenständen, um Druck auf die Zahnreihen auszuüben

3.2 Die propriozeptive Wahrnehmung (Körperspannung und Bewegung)

- Häufiges Aufreißen des Mundes, Überdehnung des Kiefergelenks
- Ablecken von Gegenständen, mit festem Druck und Zug auf die Zunge, über raue Steine, die Raufasertapete, dem Baumstamm oder ähnliches

Anzeichen einer Überempfindlichkeit für propriozeptive Impulse:

- Schon geringe Reize für Muskeln und Gelenke führen zu großem Unbehagen.
- Deutlicher Bewegungsunmut, Bewegungen werden nur minimal oder verlangsamt ausgeführt und wenn möglich ganz vermieden.
- Einzelne Körperteile werden nicht in Bewegung gebracht.
- Der gesamte Körper geht in Aktion oder führt die Aktivität an, ein isoliertes Ausstrecken der Hände/Arme ist nicht möglich.

Anzeichen, einer Überempfindlichkeit für propriozeptive Impulse im Mundbereich:

- Trinken als Essensersatz
- Essen von vorwiegend weichen Nahrungsmitteln wie Brei oder Püree
- Würgereflex bei jeglichen Gegenstände im Mund
- Kaum oder keine Kaubewegungen
- Nur geringe Öffnung des Kiefers beim Essen oder Zähneputzen

Die physiologische Entwicklung des Tiefensinnes

Der Tiefensinn entwickelt sich bereits vorgeburtlich. Das Ungeborene macht im Bauch der Mutter vielfältige propriozeptive Erfahrungen. Mit dem eigenen Körperwachstum und dem damit verbundenen Platzmangel verstärken sich die Informationen, welche auf den Körper einwirken. Gerade in den letzten Wochen gibt es somit starke Impulse für die Propriozeptoren, besonders, wenn es der Mutter weiterhin möglich ist, sich zu bewegen. Während der Geburt wirken nochmals besonders intensive tiefenstimulierende Reize.

Ab dem 3. Lebensmonat werden Gegenstände weggeschoben oder das Kind schlägt danach. Treten mit den Beinen ist möglich. Ab dem 9. Lebensmonat kann es sich am Laufstall hochziehen, halten und sich fallen lassen. Erste Gehversuche. Ab dem 11./12. Lebensmonat ist es möglich mit den Händen zu klatschen und Gegenständen wegzuwerfen. Laufen, später Hüpfen, Klettern und Herunterspringen von Mauern oder Erhöhungen werden ausdauernd vollzogen.

> Teilweise erreichen Menschen aus dem Autismusspektrum einige der beschriebenen Entwicklungsschritte in Bezug auf den Tiefensinn nicht, es bestehen diese frühkindlichen Aktivitäten zum Teil weiter oder sie zeigen sich insbesondere in Erregungssituationen.

Auswirkungen der propriozeptiven Besonderheiten in Bezug auf die Feinmotorik:

- *Pinzettengriff* ist nicht möglich.
- Steck-, Stapel- und Drehspiele werden vermieden.
- Malen und Schreiben sind eingeschränkt.
- Das Anheben von Gegenständen wird vermieden.
- Es wird keine Hand gegeben.
- Es gibt Schwierigkeiten beim Werfen oder Fangen.
- Einzelne Bewegungsabläufe benötigen die gesamte Konzentration.
- Kombinationen von Bewegungsabläufe sind nicht möglich.

Zum Beispiel sind manche Kinder, die hyperaktiv erscheinen, ein aggressives und störendes Verhalten zeigen und große Konzentrations- und Aufmerksamkeitsprobleme haben, unterempfindlich in der vestibulären und propriozeptiven Verarbeitung. Gezielter propriozeptiver Input in der Therapie hilft diesen Kindern, ihre Selbstregulation zu verbessern und ihre Aufmerksamkeit wird frei für Lernprozesse. (Kurtenbach, 2015, S. 19)

3.2.2 (Spiel-)Angebote, welche eine intensive Stimulation des propriozeptiven Systems beinhalten

Ziel der Aktivitäten: Regulation, Verbesserung der Körperwahrnehmung und Interaktion. Für zuhause, im Kindergarten, auf dem Spielplatz, Schulhof, in der Natur, im Turnraum, vor oder nach dem Kindergarten- oder Schulbesuch, nach einer langen Autofahrt und immer dann, wenn es den Kindern hilft, ihren Körper, besonders die Muskeln und Gelenke intensiv spüren zu können.

3.2 Die propriozeptive Wahrnehmung (Körperspannung und Bewegung)

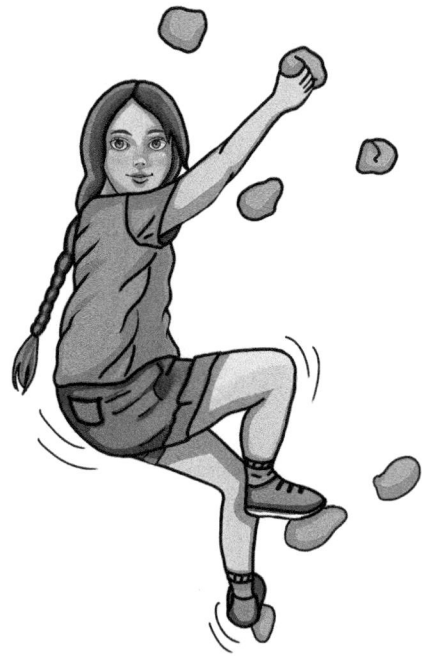

Abb. 3.1: Klettern ermöglicht den Abbau der bereitgestellten Energie – zum Beispiel bei starker Erregung. Zusätzlich helfen Zug und Druck auf Muskeln und Gelenke den eigenen Körper zu spüren und die Impulse der Umgebung werden weniger bedrohlich erlebt.

Die folgenden Ideen bieten eine erste Orientierung, um die Angebote individuell anzupassen:

- Druck auf die Gelenke, zum Beispiel durch gemeinsames Hüpfen durch den Raum oder durch Stimulationen mit Druck auf die Fußsohle oder über das Kniegelenk in Richtung Becken. Druck auf die Handflächen, Ellenbogen bishin zur Schulter
- Zug auf die Gelenke, zum Beispiel durch Hängen an einer Kletterwand oder durch *Zug- und Mobilisationsspiele*, wie *Engelchen flieg*
- (Gesichertes) Klettern im Kletterpark
- Tauziehen
- Gemeinsames Möbelpacken, Schieben und Heben von schweren Gegenständen
- Schieben einer Kehrmaschine oder Schubkarre, Rasenmähen
- Gegenstände zum Umstoßen anbieten

- Möglichkeiten zum »Abhängen« schaffen, wie eine Turnstange im Garten oder Haus
- Schwingstäbe
- Wurfspiele
- »Nackenstrecker«, aufblasbare Nackenkissen zur Dehnung der Halswirbelsäule
- Boxsack oder Boxwand
- Gegenseitiger Schlagabtausch mit »Stoffkeulen« oder einer halben Schwimmnudel
- Klatschspiele
- »Bodycheck« zur Begrüßung oder Belohnung, eventuell mit einem Kissen unter dem Shirt
- (Gemeinsames) festes Trampeln auf dem Boden
- Fangspiele, um die Wette laufen, um die Wette krabbeln
- Spielplatzgeräte, wie Wippe, Hüpfmöglichkeiten und Klettergerüst nutzen
- Mithilfe von Pezzibällen, Lagerungs-, Faszienrollen (*Blackroll*) oder Sofakissen auf den Körper konstanten Druck ausüben oder abklopfen
- Rücklings auf dem Pezziball liegen und diesen vor- und zurückbewegen
- Massagen mit den Händen oder weitere starke Stimulationen mit viel Druck ausgeführt, und welche den ganzen Körper in Schwingung bringen
- Einen Platz in der Wohnung polstern, damit das Kind dorthin springen kann, ohne sich zu verletzen
- Einen *Spalt* zwischen Bett und Wand oder zwischen Schrank und Wand zum Spüren anbieten
- Gewichtsdecken oder *Gewichtstiere* zum Schlafen
- Kompressionskleidung
- »Mumienspiel«, Arme, Beine oder der gesamte Körper werden fest in Tücher oder Schals gewickelt
- Vibrationsplatten oder Boards, wie Galileo-Gerät
- Eine Fahrt auf dem Sitzrasenmäher, einem Traktor, ein Ausflug im Fahrradanhänger über Kopfsteinpflaster
- Übungen zum gezielten Anspannen und anschließendem Entspannen von verschiedenen Muskelgruppen
- Gebärden, ausgeführt mit starken Impulsen und weitreichenden Bewegungen
- Alltagsabläufe und Bewegungen mit zusätzlichem Druck intensivieren, so dass das Kind sich besser spüren kann

Hilfen bezüglich der propriozeptiven Informationen im Kopf- und Mundbereich:

- Intensive (Vibrations-)Massagen von Stirn, Wange, Nase, Kiefergelenk, Kinn und Lippen
- Stimulierungen im Mund, mit Eis, Vibrationen oder Druck auf Zahnreihen, Zunge und Wangentaschen
- Grimassierspiele
- Kaumaterialien (*Kauknochen, Kauschläuche*) anbieten, anfangs mit zusätzlichem Druck, ggf. parfümieren (mit Zitrone oder Bitterstoffen)
- Elektrische Zahnbürste
- *Blackroll* oder ein kleiner Teigroller für das Gesicht
- Feste Nahrungsmittel, wie Karotte oder Apfel
- Kaugummi
- Schnalzen

3.3 Das viszerale Wahrnehmungssystem (Spüren der inneren Organe)

Das Spüren der inneren Organe erfolgt nicht über eigene Rezeptoren, sondern vorwiegend über Rezeptoren der Druck- oder Schmerzwahrnehmung. Dabei werden die Organtätigkeiten selbst, wie Atmung oder Herzschlag oder die Aktivität im Magen-Darmbereich, selten bewusst wahrgenommen. Das Empfinden für einen leeren oder gefüllten Magen, für Blase und Darm wird mithilfe von Dehnungssensoren weitergeleitet. Bei starker Aufregung, verbunden mit einem erhöhten Herzschlag, einer Rötung im Gesicht, nach körperlicher Anstrengung, wenn der Puls rast oder bei Krankheit, wie einem Magen-Darminfekt, werden die inneren Organe intensiver gespürt.

Bei der Ausbildung des eigenen Körperschemas und beim Erleben der Emotionen spielen die inneren Organe eine wichtige Rolle: Wie fühlt sich mein entspannter Körper an, wann ist Aufregung zu spüren? Ich habe *Schmetterlinge im Bauch* bei Verliebtheit oder spüre ein Grummeln im Magen bei Unsicherheit und Wut, da ist ein *Kloß im Hals*, oder ein *Stein auf der Brust!* Auch Angst oder Trauer sind mit einem bestimmten Körperleben verbunden, mit einer Reaktion der inneren Organe, Variationen vom Atemrhythmus, bei positiven wie auch bei negativen Erlebnissen.

Gegensätzliche Empfindungen, ein Fallbeispiel: Mohamed, 5 Jahre, ASS
Im Kindergarten gibt es regelmäßig Unruhe. Bis vor einigen Wochen trug Mohamed noch eine Windel, diese durfte nur seine Integrationskraft wechseln. Wenn sie krank war, viel der Kindergartenbesuch aus. Seit einigen Wochen geht Mohammed selbstständig auf die Toilette und kommt ohne Windel in die Einrichtung. Manchmal jedoch, wenn er in sein Spiel vertieft ist oder ihn etwas besonders aufregt, passiert es noch, dass er einnässt. Er springt dann auf, zieht sich seine Hose und Unterhose aus, läuft aufgeregt sowie laut stampfend durch die Räume und schlägt sich auf den Bauch. »Es ist dann ein richtiger Kampf mit Mohamed ins Bad zu gehen, ihn dort zu waschen und ihm trockene Kleidung anzuziehen. Wenn ich ihm eine Windel anbiete, um ein weiteres Unglück zu vermeiden, ist er völlig außer sich«, berichtet seine Integrationskraft. »Das Anziehen einer frischen Hose ist auch nur möglich, wenn es die Richtige ist. Wobei ich nicht weiß, woran er dies festmacht.«

Ein Erklärungsversuch: Mohameds Körpergefühl, besonders seine viszerale Wahrnehmung (hier: Blase und Bauchraum) sowie die taktile Wahrnehmung (hier: das Spüren der nassen Hose), haben sich in den letzten Monaten verändert. Er hat gelernt, bei einem entsprechenden Druck auf die Toilette zu gehen und somit das feuchte Gefühl an seiner Haut zu vermeiden. Auch das Tragen der Windel, das Spüren der Füllwatte und der Bund an den Beinen, sind ihm mittlerweile unangenehm. Der feste (Jeans-)Stoff auf der Haut ist für ihn eine positive Empfindung. Bei spannenden Aktivitäten, wenn seine Aufmerksamkeit auf andere Dinge gerichtet ist, kann Mohamed den Druck der Blase (noch) nicht ausreichend spüren und darauf reagieren, er nässt ein.
Jetzt steigt seine Erregung deutlich an, vielleicht reagiert er auf die Nässe, vielleicht auf die Enttäuschung, dass er versagt hat oder er hat Angst vor dem folgenden Kleidungswechsel. Bedingt durch die nun vermehrte Anspannung verändert sich seine Körperwahrnehmung nochmals: Die Hypersensibilität bei Berührung, beim Waschen, beim Abtrocknen und auch beim Anziehen der frischen Kleidung intensiviert sich. Ein vorsichtiger liebevoll gemeinter Körperkontakt wird nahezu schmerzhaft für ihn. Mohamed versucht sich zu beruhigen, er benötigt dazu klare Informationen für seine Körperinneres und Möglichkeiten zur Spannungsregulation. Das Herumlaufen, das Aufstampfen und auch die Faustschläge auf seinen eigenen Bauch entspannen ihn.

3.3 Das viszerale Wahrnehmungssystem (Spüren der inneren Organe)

Ideen zur Hilfestellung: Mohameds Not beim Kleidungswechsel und sein Unwohlsein beim Tragen der Windeln zeigen einerseits die Notwendigkeit, den eigenständigen Besuch der Toilette zu ermöglichen. Sensibilisierungsangebote in Bezug auf die taktile Überempfindlichkeit sollten deshalb auch für den Becken- und Genitalbereich erfolgen. Bei diesem besonders sensiblen Bereich ist es gut, wenn Eltern dies bei der Körperpflege, beim gemeinsamen Kuscheln und Toben oder beim Abendritual einbeziehen können.

Andererseit sollten die selbstverletzenden Verhaltensweisen lenkbar werden. Mohamed empfindet die Schläge auf seinen Bauch beruhigend. Alternativ könnten ihm Stimulationen angeboten werden, bei denen er sich bis in seinen Bauchraum spüren kann, die ihn jedoch nicht verletzten, wie ein festes Abrollen mit einer Schaumstoffrolle oder eine Druckmassage. Vielleicht kann man ihm mehrmals am Tag ein *Trommelspiel* anbieten, wobei die gesamte Handfläche oder ein Kissen auf der Körpermitte aufliegen, verbunden mit einem rythmischen Klopfen.

3.3.1 Auffälligkeiten der viszeralen Wahrnehmung

Anzeichen einer Unterempfindlichkeit in Bezug auf die inneren Organe, wichtige Informationen im Körperinneren werden nicht gespürt:

- Kein oder verspätetes Hungergefühl, unaufhörliche Essensaufnahme
- Kein oder verspätetes Sättigungsgefühl
- Gezieltes Schlucken von Luft
- Schläge oder Boxen gegen den eigenen Bauch
- Häufiges Liegen auf dem Bauch
- Kein Druckempfinden für Blase oder Darm, sodass ein Toilettentraining nicht oder nur schwer möglich ist, evtl. Notwendigkeit von regelmäßigen Einläufen oder gehäuftes Auftreten von Blasenentzündungen
- Bei Magen oder Darmproblemen werden keine »Schmerzen« gespürt
- Stimulation der Geschlechtsteile
- Übertriebenes Lachen
- Phasen von intensivem »Luftpumpen« oder Luft einziehen zur Verstärkung der Atembewegung
- Ständiges oder häufiges Schreien, Singen, Tönen, Lautieren oder »Knattergeräusche« mit der Stimme
- Starkes Husten oder Räuspern

- Gegenstände werden in Ohr oder Nase gesteckt
- Eindrücken des Augapfels

Anzeichen einer Überempfindlichkeit in Bezug auf die inneren Organe:

- Stuhl und Urin werden nicht gehalten.
- Essen wird nur in kleinen Mengen aufgenommen, teils aber über den ganzen Tag verteilt, da sich Völle- oder Leeregefühl unangenehm anfühlen.
- Betroffene berichten, dass sie ihren Puls/Herzschlag intensiv spüren.
- Der Blutfluss wird als inneres Rauschen wahrgenommen.
- Kleidung darf keinen Druck auf die inneren Organe ausüben.
- Ganzkörperliche intensive Umarmungen werden abgewehrt.
- Lageveränderungen des eigenen Körpers werden vermieden.
- Emotionen werden besonders durch ein vermehrtes Spüren der inneren Organe wahrgenommen und führen so zu einer Übererregung.

Ein Fallbeispiel: Alina, 8 Jahre, ASS
Alina besucht die 2. Stufe einer Schule für Kinder mit Förderbedarf. Sie freut sich morgens auf den Schulbesuch und ist immer sehr aufgeregt, wenn der Bus sie abholt. In ihrer Klasse findet sie schnell ihren Platz und kann mit Hilfe ihres Schulbegleiters einige Mal-, Schreib- und Rechenaufgaben lösen. Im Laufe des Vormittags beginnt Alina immer häufiger, laut und stetig zu brummen oder zu tönen. Sie wiegt dabei mit dem Oberkörper leicht vor und zurück. Die Schulpause bietet verschiedenen Möglichkeiten zur körperlichen Bewegung, der kalte Joghurt lässt Alina ihren Mund- und Rachenraum gut spüren. Kurz nach der Pause ist sie deutlich ausgeglichener und ruhiger. Bald ist ihre Stimme jedoch wieder lauter zu hören und an manchen Tagen ruft sie verschiedene Schimpfwörter besonders laut durch die Klasse.

Ein Erklärungsversuch: Das Tönen mit der eigenen Stimme ist Alinas Möglichkeit, das Zuviel an Energie und somit die Anspannung abzubauen. Die Vibrationen am Kehlkopf und im Brustbereich sowie die Aktivität des Zwerchfells lenken die Aufmerksamkeit zusätzlich auf den eigenen Körper und weg von belastenden Umgebungsreizen.

Hilfestellungen und Entwicklungen: In den nächsten Wochen bieten die Eltern und die Therapeutin das gezielte gemeinsame Tönen immer wieder in den unterschiedlichsten Situationen an. Zuhause wie auch in

3.3 Das viszerale Wahrnehmungssystem (Spüren der inneren Organe)

der Therapie summen, brummen und lautieren wir einmal laut, einmal leise, teils mit hoher, dann wieder mit tiefer Stimme. Wir werfen Steine in eine Kiste und untermalen dies mit einem lauten »Plop«, wir begleiten Bewegungen wie ein Armschwingen mit einem »hui« oder kommentieren das Fahren der Autos mit einem tiefen Brummen. Zusätzlich klopfen wir uns abwechselnd Brust und Rücken ab, gekoppelt mit Vibrationen und lachen laut, weil sich unsere Stimmen dabei wie ein stotternder Motor anhören. Auch die Begleitung in der Schule fordert Alina gezielt dazu auf, vor und nach dem Unterricht kurzzeitig zu tönen oder klopft ihr während der Stunden lautlos den Oberkörper ab.

Die gezielten Stimulationen zeigen bei Alina schnell Wirkung, das langanhaltende Tönen wird deutlich weniger. Sobald sie in der Schule zu Summen beginnt, unterstützt sie die Integrationskraft mit einem leichten Abklopfen des Rückens und Alina wird ruhig. Zusätzlich beginnt die Lehrerin seit Kurzem jede Stunde mit einem Lied, gekoppelt mit verschiedenen Bewegungsangeboten – für alle Kinder! An schwierigen Tagen darf Alina eine zusätzliche Auszeit nutzen, in der sie einige Minuten über den Schulhof laufen darf. An den meisten Tagen hilft jedoch bereits ein kleine Taschenvibrator in ihrer Handinnenfläche, damit sie dem Unterricht ruhig und auch aufmerksam folgen kann.

3.3.2 (Spiel-)Angebote, welche die Wahrnehmung der inneren Organe verbessern

Ziel der Aktivitäten: Regulation, Verbesserung der Körperwahrnehmung und Interaktion. Für zuhause, im Kindergarten, auf dem Spielplatz, auf dem Schulhof, in der Natur, im Turnraum, vor oder nach dem Kindergarten- oder Schulbesuch, nach einer langen Autofahrt und immer dann, wenn es den Kindern hilft, ihren Körper im Inneren intensiver zu spüren. Die folgenden Ideen bieten eine erste Orientierung, um die Angebote individuell anzupassen:

- Schaukeln, auf dem Bauch liegend
- Rollen auf einem Pezziball, vor und zurück, sitzend oder bäuchlings
- Rollen auf dem Rollbrett, zusätzlich beschwert mit Gewichtekissen
- Bäuchlings auf einem Drehstuhl, eventuell mit zusätzlichem Druck auf den Rücken
- Abklopfen oder Druckübungen mit einem großen Kissen oder einer Rolle

- Ggf. auch Einbezug von Ohren und Nase in die Masage oder Druckimpulse
- Trommelspiele auf dem Bauch oder dem Rücken
- Springen auf dem Trampolin
- Festes Hüpfen oder Stampfen auf den Boden
- Lautes Rufen, Singen oder Lachen, mit Lautstärke- und Tonhöhenvariationen
- Geräuschvolles Einziehen von Luft und übertriebenes Ausatmen
- Vibrationswesten oder Vibrationsplatten
- Dehnen und Drehen des gesamten Oberkörpers, Armkreisen
- Turn- oder Yogaübungen
- Kreiseln mit einem Hula-Hoop-Reifen

3.4 Die taktile Wahrnehmung (Tasten und Spüren über die Haut)

Die Haut ist das Sinnesorgan für die taktile Wahrnehmung. Hier befinden sich die Rezeptoren, welche die verschiedenen taktilen Informationen aufnehmen. Das taktile Wahrnehmungssystem vermittelt Informationen über den eigenen Körper und über die Umgebung mithilfe von Berührung, Druck oder Oberflächenbeschaffenheit. Das Kind erlebt sich durch Tasten und Spüren, erfährt seine eigene Begrenzung und erlebt sich als ein körperliches Wesen. Es entwickelt daraus ein Körperschema und sein eigenes Körperbild. Mithilfe von Berührungen kann das Kind einen direkten Kontakt zu seiner Umwelt aufnehmen und somit Beziehung von sich aus aufbauen.

> **Gegensätzliche Empfindungen, ein Fallbeispiel: Juno, 5 Jahre, Verdacht auf ASS**
> Juno ist ein lebendiges und fröhliches Mädchen. Ihre Eltern kommen aus Tansania, sie hat das typisch afrikanische Haar zu fünf festen Zöpfen geflochten. Bereits bei ihrem ersten Besuch läuft sie aufgeregt durch das Therapiezimmer. Den angebotenen Spielen widmet sie nur einen kurzen Moment ihre Aufmerksamkeit, um dann wieder aufzuspringen und sich eine neue Beschäftigung zu suchen.
> Auf den ersten Blick scheint es, dass Juno jegliche Berührungen vermeidet. Sie passt gut darauf auf, dass ein Gegenüber ihr nicht zu nahekommt, sie zufällig berührt, oder sogar ihre Hand nimmt und ihr über

3.4 Die taktile Wahrnehmung (Tasten und Spüren über die Haut)

den Kopf streicht. Sie duckt sich frühzeitig weg, lacht und befindet sich im nächsten Moment am anderen Ende des Raumes. Ich kann mir kaum vorstellen, wie es der Mutter gelingt, die Frisur ihrer Tochter zu flechten, da Juno dazu längere Zeit ruhig und im Körperkontakt sitzen bleiben müsste.

Die Mutter berichtet, dass Juno daheim mit ihren Geschwistern Körperkontakt liebt. Jeden Morgen vor dem Aufstehen bieten sich die drei Kinder der Familie regelrechte Kämpfe im Bett der Eltern, werfen die Kissen, purzeln übereinander, stoßen, ziehen und massieren sich und hüpfen gemeinsam voller Freude auf der Matratze herum. Auch das Flechten stelle kein Problem dar, es ist hingegen ein ein geliebtes Ritual von Juno; der Zug, den die Mutter dabei auf die Haare ausübt, kann gar nicht fest genug sein.

Ein Erklärungsversuch: Juno empfindet sanfte Berührungen zumeist als unangenehm und schmerzhaft. Andererseits genießt sie starke Impulse, wie beim Toben im Bett mit ihren Geschwistern oder beim Frisieren mit der Mutter.

Ideen zur Hilfestellung: Wenn Juno die Erfahrung machen soll, dass Berührungen und Begegnungen auch außerhalb des Morgenrituals positiv und freudvoll sein können, dann sollten diese an die Bedingungen, in positiv erlebtem Miteinander, anknüpfen. Vielleicht könnten ein Spiel im Garten mit Keulen aus Schaumstoff oder ein Boxsack im Kinderzimmer weitere Angebote für ein wechselhaftes Miteinander werden. Aber auch in Ruhesituationen könnte ein fester Stimulus ausreichend Druck bieten, damit Juno erlebt, dass es noch weitere Berührungen gibt, die Freude bereiten, wie z. B. eine feste Massage mit dem Igel-Ball oder ein festes Ausstreichen der Haut.

3.4.1 Auffälligkeiten der taktilen Wahrnehmung

Anzeichen, dass die taktilen Impulse zur Regulierung und Stimulierung genutzt werden:

- Häufiges Andrücken oder festes Abstreichen des Körpers gegen Wände und Begrenzungen
- Verkriechen in Zimmerecken, Schränke oder unter Teppichen

- Treten, Schlagen oder intensives Festklammern als Kontakt zu anderen Menschen
- Gezieltes Hinwerfen oder Schlagen gegen Widerstände
- Keine Schmerzreaktion bei Stürzen oder Anstoßen
- Sich selbst oder andere kratzen oder kneifen
- Ausziehen der Kleidung, u. a. der Strümpfe, um Oberflächen und Strukturen intensiver spüren zu können (den glatten Fliesenboden, die rauen Steine oder den Kies)
- Ausreissen von Haaren oder Wimpern

Auswirkungen einer taktilen Unterempfindlichkeit auf die Zahnhygiene:

- Die Zahnbürste wird bis weit in den Rachenraum geschoben
- Beißen oder Kauen auf der Zahnbürste
- Besonders häufiges Zähneputzen
- Die elektrische Zahnbürste wird bevorzugt
- Das Putzen wird mit viel Druck ausgeführt bis hin zu Zahnfleischblutungen

Auswirkungen einer taktilen Unterempfindlichkeit auf die Nahrungsaufnahme:

- Hamstern von großen Nahrungsmengen
- Kein/kaum Kauen, Essen wird in großen Stücken heruntergeschluckt
- Ständiges Bedürfnis nach Essen oder Trinken – kann im weiteren Verlauf zu Übergewicht und weiteren gesundheitlichen Problemen führen
- Nicht Essbares wird in den Mund gesteckt, wie Steine, Schlüssel, Bauklötze oder andere Gegenstände mit harten Kanten und besonderen Oberflächen
- Ausgiebiges Kauen auf den eigenen Fingern und den Fingernägeln
- Massagegeräte werden bevorzugt an die Zähne gehalten
- Bevorzugt Lebensmittel mit besonderer Oberflächenbeschaffenheit und Konsistenz, wie Chips, Cracker, ungekochte Nudeln, hartes Brot oder Cornflakes
- Bevorzugt Getränke mit viel Kohlensäure oder Brause

Anzeichen einer Überempfindlichkeit für taktile Impulse:

- Schon ein geringer (Körper-)Kontakt führt zu großem Unbehagen.
- Ein leichter Händedruck oder ein Streicheln werden nicht toleriert.

3.4 Die taktile Wahrnehmung (Tasten und Spüren über die Haut)

- Gegenstände werden nicht angefasst oder festgehalten.
- Socken, Schuhen, Strumpfhosen, Mützen und Schmuck werden nicht getragen oder häufig ausgezogen.
- Nur einige bestimmte Stoffe und Oberflächen werden toleriert (*Lieblingshose* oder *Lieblingsshirt*).
- Nähte, Bündchen und Reißverschlüsse verwirren zusätzlich.
- Der Wasserstrahl (Druck) beim Haare waschen wird vermieden.
- Haare kämmen oder schneiden wird vermieden, da die Berührungen der Kopfhaut, der Haare bzw. Haarwurzeln einen Schmerzimpuls auslösen.

Die physiologische Entwicklung des Spürens und Fühlen
Das taktile System ist das früheste reagierende Sinnessystem im Körper. Ab der 5. bis 7. SSW reagiert das Ungeborene auf Berührungen an den Lippen, ab der 13. bis 14. SSW am ganzen Körper auf taktile Stimuli. Bis zur Geburt ist der Tastsinn bereits ausgereift, es erlebt intensive Berührungsreize in der Gebärmutter.

Während der Geburt erlebt das Kind besonders starke Berührungsreize im Geburtskanal. In den ersten Lebensmonaten muss es sich an das »Getrennt-sein« gewöhnen und sucht vorwiegend besonders engen Körperkontakt. Ab dem 1. Lebensjahr verarbeitet es Berührungsreize ca. viermal so schnell wie bei der Geburt.

Teilweise erreichen Menschen aus dem Autismusspektrum einige der beschriebenen Entwicklungsschritte in Bezug auf Spüren und Fühlen nicht, es bestehen diese frühkindlichen Aktivitäten zum Teil weiter oder sie zeigen sich insbesondere in Erregungssituationen.

Anzeichen einer taktilen Überempfindlichkeit in Bezug auf die Mundhygiene:

- Verweigerung der Zahnpflege
- Zähneputzen nur mit Ablenkung möglich, wie mit Tablet oder Handy
- Würgen oder sogar Erbrechen beim Kontakt mit der Zahnbürste
- Verweigerung der elektrischen Zahnbürste, bevorzugt eher eine »Babyzahnbürste«
- Putzen nur mit geringem Druck möglich
- Verweigerung von Zahncreme aufgrund der zusätzlichen Konsistenz

Anzeichen einer taktilen Überempfindlichkeit in Bezug auf die Nahrungsaufnahme:

- Essen nur bei großem Hungergefühl
- Teilweise Verweigern der Nahrungsaufnahme
- Essen nur mit Ablenkung möglich oder im Halbschlaf
- Kein Abbeißen von Nahrung und kein Kauen
- Kein Mischen von verschiedenen Konsistenzen, nur *Trennkost*
- Essensreste verbleiben unbemerkt im Mundwinkel oder in den Backentaschen
- Möglichst geringen Informationen in Bezug auf Oberfläche oder Konsistenz
- (Häufiges) Verschlucken, teils mit belastendem Hervorhusten oder Erbrechen, sodass in Folge weitere Lebensmittel abgelehnt werden

> **Die physiologische Entwicklung der Nahrungsaufnahme**
> Ab der 3. SSW entwicklen sich die am Essen und Schlucken beteiligte Muskulatur, ab der 26. SSW die an der frühen Nahrungsaufnahme beteiligten Reflexe, wie Such- und Saugreflex. Mit der Geburt sind die Strukturen des Kehlkopfes noch unreif und undifferenziert. Sie benötigen Jahre bis zur vollständigen Entwicklung.
>
> Das Neugeborene wendet sich Mithilfe von Such- und Saugreflex der Mutterbrust zu und beginnt zu saugen. Es kann zu Beginn gleichzeitig Saugen und Atmen. Die Zunge bewegt sich ausschließlich vorwärts und rückwärts. Ab dem 3. oder 4. Lebensmonat Abbau von Such- und Saugreflex (teilweise bis zum 1. Lebensjahr). Ab dem 5. bis 6. Lebensmonat ist der Beginn der Breikost möglich. Die Drehbewegungen der Zunge, die Rotation des Kiefers und die Kaukraft entwickeln sich – in enger Verbindung mit der ganzkörperlichen motorischen Entwicklung, wie sich Drehen, Robben und Krabbeln.
>
> Im Verlauf der kindlichen Entwicklung nimmt das Kind zuerst Milch zu sich, später kommen weitere Flüssigkeiten hinzu. Mit ca. 6 Lebensmonaten beginnt die Umstellung auf vorerst breiige, dann festere Kost. Zunehmend auch mit unterschiedlichen Konsistenzen und Geschmäckern, welche im weiteren Verlauf Abbeißen und gezieltes Kauen voraussetzen. Ab dem ersten Lebensjahr nimmt das Kind zunehmend *Familienkost* zu sich.
>
> Teilweise erreichen Menschen aus dem Autismusspektrum einige der beschriebenen Entwicklungsschritte in Bezug auf die Entwicklung der

3.4 Die taktile Wahrnehmung (Tasten und Spüren über die Haut)

Nahrmungsaufnahme nicht, es bestehen diese frühkindlichen Aktivitäten zum Teil weiter oder sie zeigen sich insbesondere in Erregungssituationen.

Ein Fallbeispiel: Frau Schmitt., ASS, 28 Jahre
Dieses Fallbeispiel einer jungen Erwachsenen und die Hilfestellungen sind übertragbar auf die besondere Schmerzwahrnehmung der Kinder und mögliche Reaktionen.

Als ich Frau Schmitt in unserem Zentrum kennenlerne, antwortet sie auf die Frage, ob es bei ihr Wahrnehmungsauffälligkeiten in Bezug auf ihre Körperwahrnehmung gibt, dass ihr dazu nichts einfällt. Erst einige Wochen später erfahre ich, dass sie in der Ergotherapie bei einigen Aktivitäten besonders aufpassen muss: Wenn sie mit einem Messer oder einer Schere arbeitet, spürt sie es nicht, dass sie sich schneidet. Erst wenn der Schnitt oder Blut zu sehen sind, fällt ihr das Missgeschick auf. Ähnlich ist es bei Feuer oder Hitze, sie fühlt nicht, wenn sie zu nah an eine Kerze kommt. Erst wenn ihr der Verbrennungsgeruch in die Nase steigt erfolgt die Reaktion. Beim Duschen oder Abtrocknen daheim ist es ihr unangenehm, die Aufmerksamkeit auf ihren Körper zu richten. Sie fokussiert sich lieber auf auditive Impulse wie eine bestimmte Musik, welche im Badezimmer läuft und die sie entspannt. Einzig beim Spazierengehen und beim Joggen genießt es Frau Schmitt, ihren Körper zu spüren. Im Erstgespräch waren all diese Wahrnehmungsbesonderheiten für sie nicht erwähnenswert, es war ihre bekannte, ganz persönliche Wahrnehmung.

Ein Erklärungsversuch: Sich selbst zu spüren, Körperkontakt zu erfahren ist für Frau Schmitt vorwiegend mit einem unangenehmen Empfinden gekoppelt. Sie vermeidet diesen so gut wie möglich und kann auch eigene Berührungen kaum ertragen. Das *Missempfinden* in Bezug auf taktile Reize zeigt sich auch bei der Schmerzwahrnehmung und ist somit teils gesundheitsgefährdend. Der ausbleibende Schmerz verhindert den reflexhaften Rückzug, bei Verbrennungen oder Schnitten. Andererseits sind für Frau Schmitt starke propriozeptive Stimuli, wie der Druck auf Muskeln und Gelenke beim Joggen oder Wandern, mit einem guten Körpergefühl verbunden. Das Spüren der Beine, des Beckens und des gesamten Oberkörpers ermöglichen es ihr, loszulassen.

3 Die Sinnessysteme

Hilfestellungen und Entwicklungen: Das Wissen darum, welche Ursache bestimmten Verhaltensweisen zugrunde liegt und in welchen Alltagsbereichen es deshalb zu Besonderheiten kommt, wäre für die Betroffene selbst sowie auch für die KollegenInnen im beruflichen Umfeld sehr hilfreich. So könnte in belastenden Arbeitsalltag auf zusätzliche körperliche Entspannung geachten werden, wie der Möglichkeit »Botengänge« einzuflechten, Pausen zum Spazierengehen zu nutzen und vielleicht unter dem Arbeitstisch einen mobilen Stepper oder ein Vibrationsboard aufzustellen. Ein Drehstuhl oder ein leichter Kippmechanismus könnten auch im Sitzen ausreichend Stimulus bieten. Bei Bedarf ein Glas kaltes Wasser, ein Kaugummi (mit Menthol), damit es trotz herausfordernder Situationen nicht zu einer weiteren Überforderung und somit ggf. zu einem Meltdown kommt.

3.4.2 (Spiel-)Angebote, welche die taktile Wahrnehmung verbessern

Ziel der Aktivitäten: Regulation, Verbesserung der Körperwahrnehmung und Interaktion. Für zuhause, im Kindergarten, auf dem Spielplatz, dem Schulhof, in der Natur, vor oder nach dem Kindergarten- oder Schulbesuch, nach einer langen Autofahrt und immer dann, wenn es den Kindern hilft, sich über die Haut intensiv zu spüren.

Die folgenden Ideen bieten eine erste Orientierung, um die Angebote individuell anzupassen:

- Abklopfen, Abrollen mit/unter einem großen Kissen
- Ganzkörperliche Massagen durchgeführt mit den Händen, mit Bällen, Massagegeräten, Bürsten und weiteren Materialien
- Massagen mit Ölen oder Cremes, unter Einbeziehung der Fußsohlen und Handflächen, da diese eine besondere Sensibilität aufweisen und grundlegend sind für viele Bewegungen und feinmotorische Handlungen
- Großflächiges Streichen oder Streicheln über die Haut – Intuitiv wird dies zumeist in Haarwuchsrichtung ausgeführt, eine Bewegung entgegen dem Haarwuchs bietet eine andere, stärkere Information
- Vibrationen, auch mit Massage- oder Vibrationsgeräten
- Verdrehen von Haut, Zupfen oder Klopfen
- Fühl- und Kuschelspiele zum Ertasten
- Sensorikwannen anbieten, gefüllt mit Bohnen, Kastanien, Kieselsteinen, Linsen, Murmeln, rohen Nudeln, Reis oder Wasserperlen

3.4 Die taktile Wahrnehmung (Tasten und Spüren über die Haut)

- Anbieten von Kuscheltieren, Decken und Kissen mit besonders weichem Material oder anderen spannenden Oberflächen
- Pinsel zum Abstreichen der Haut in verschiedenen Größen und Stärken
- Nagelbrett oder »Pinpression«
- Kompressionskleidung
- Mumienspiel, festes Einrollen der Arme und Beine mit Bandagen oder einem Tuch
- Cupping oder Schröpfmassage, dabei werden Gefäße aus Kunststoff auf die Haut gesetzt, der erzeugte Unterdruck, führt bei der Entfernung zu einem kräftigen Zug auf die betreffende Stelle
- Schwimmen und Wasserspiele (▶ Kap. 5.5)
- Sitzen auf einem Noppenkissen, einem Kastanienkissen oder einem Kissen mit Vibration
- Hilfsmittel für die Hosentasche, wie *Spinner*, *Plop-Up-Spiele*, kleine Igelbälle, Mini-Vibratoren oder ein Spiel mit Magneten
- Fingerhakeln
- Spiele zur Förderung der Feinmotorik, wie Steck- und Fadenspiele, Mal- und Zeichenaufgaben,
- Förderung der thermischen Wahrnehmung (▶ Kap. 3.5)

Auf dem gleichen Prinzip beruht auch die Behandlung der Berührungsabwehr. Durch gleichmäßigen festen und tiefen Druck erzeugte Empfindungen helfen, die Berührungsprozesse, die die Ursache der Mißempfindung darstellen, zu modulieren und auf das richtige Maß abzustimmen. (Ayres, 1998, S. 193)

Hilfen bezüglich der taktilen Informationen bei der Mundhygiene und der Nahrungsaufnahme:

- Stimulationen direkt vor und während der Zahnpflege oder dem Essen anbieten
- Vibrationen und Massagen im Mundbereich, an Wangen oder Kinn anbieten, mithilfe von Kauknochen, Beißringen oder elektrischer Zahnbürste, mit den Händen, einem Rasierapparat oder einem Minivibrator
- Zahnpflege mit einer elektrischen Zahnbürste anbieten, Stärke je nach dem Bedürfnis des Kindes
- Zahnpflege mit einem klaren, festen Druck ausführen, vorwiegend langsame Bewegungen
- Grimassier-, Saug- und Pustespiele
- Brause oder Vitamintabletten zum Lutschen anbieten
- wenn möglich Kaugummi-kauen
- Lebensmittelauswahl um weitere Konsistenzen erweitern

3 Die Sinnessysteme

- Lebensmittel zum Teil weicher oder fester gekocht anbieten
- Weitere Hilfen im Kapitel zu Essen und Trinken (▶ Kap. 5.2.2)
- Förderung der thermischen Wahrnehmung im Mundbereich (▶ Kap. 3.5)

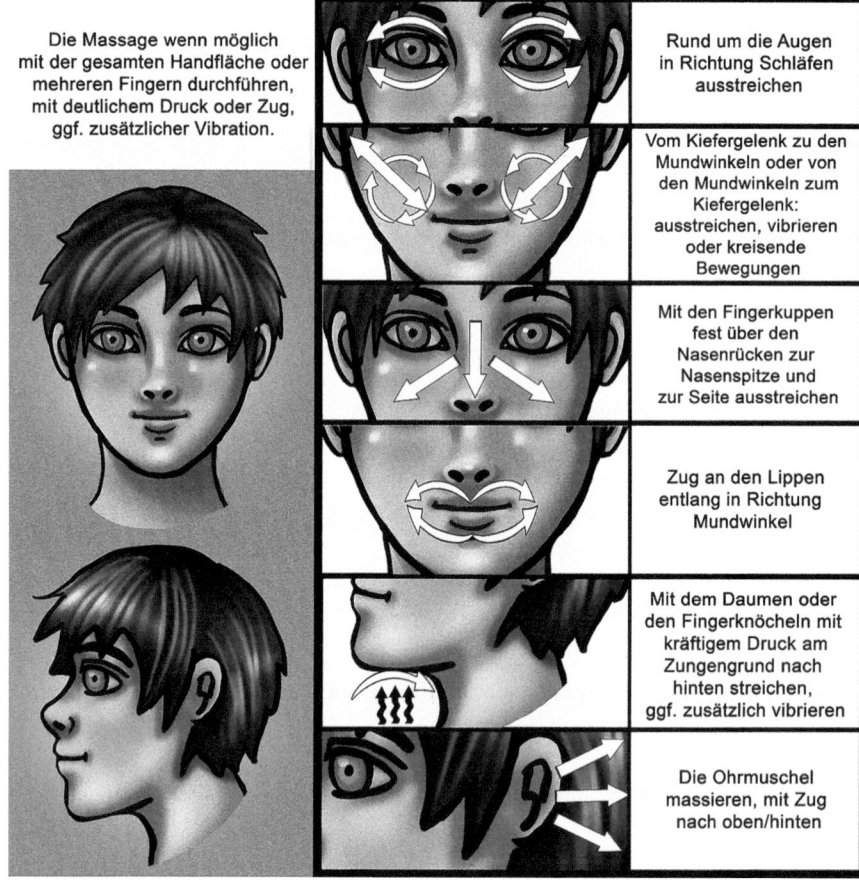

Abb. 3.2: Stimulationen im Gesichtsbereich

3.5 Die thermische Wahrnehmung

Die spezifischen Rezeptoren für die Temperaturwahrnehmung an Haut und Schleimhäuten reagieren unmittelbar auf Temperaturschwankungen. Bei Wärme erweitern sich die Gefäße, die Muskulatur entspannt, das Schmerzempfinden verringert sich. Bei Kälte ziehen sich die Venen zunächst zusammen, womit das Spüren der Körperteile durch die eingeschränkte Durchblutung vermindert wird. Die Muskulatur spannt sich an. Später erweitern sich die Blutgefäße wieder, es kommt zu einer starken Durchblutung der jeweiligen Bereiche und das Körperempfinden ist besonders intensiv.

Gegensätzliche Empfindungen, ein Fallbeispiel: Julia, 5 Jahre, ASS
Eine Mutter berichtet, dass ihre Tochter auf jedem Spielplatz stets als erstes die Rutsche erobert und diese immer wieder voller Begeisterung nutzt. An einem besonders heißen Sommertag ist die Rutsche sehr stark aufgeheizt und die Mutter entscheidet, dass sie nur das Klettergerüst nutzen. In einem unbeobachteten Augenblick nutzt Julia die Gelegenheit und läuft zur Rutsche. Durch das heiße Blech erleidet das Mädchen Verbrennungen 2. Grades, welche im Krankenhaus versorgt werden müssen. Julia zeigt trotz der Wunde keinerlei Schmerzreaktionen und auch die folgende Untersuchung lässt sie ruhig über sich ergehen.

Erst bei den Verbandswechseln, in den folgenden Wochen, spürt sie Schmerz, weint und schreit folgend. Noch Monate später kann sie sich an diese Arztbesuche erinnern, von der Verletzung beim Rutschen selbst »berichtet« sie nicht.

Ein Erklärungsversuch: Das Verbrennen der Haut ist der thermischen Wahrnehmung zuzuordnen, hier zeigt Julia kein Schmerzempfinden. Auch unter der Dusche oder in der Badewanne ist »heißes« Wasser für sie kein Problem. Kalte Impulse im Alltag mag sie hingegen sehr und reagiert zeitnah, mit positiver Aufmerksamkeit. Der Verbandwechsel ist ein taktiler Reiz. Hier wird die Haut, die teilweise mit dem Verband verklebt, durch Zug abgelöst. Das Ziehen der Haut ist für Julia sehr schmerzhaft und sie reagiert entsprechend.

Auch wenn es anfangs wie ein gegensätzliches Verhalten innerhalb eines Wahrnehmungsbereiches scheint, sind bei genauerer Betrachtung unterschiedliche Bereiche mit unterschiedlichen Empfindungen zu erkennen, auf die Julia ihrer Wahrnehmung entsprechend reagiert.

Ideen zur Hilfestellung: Das Spüren von Schmerz bei einem extremen thermischen Reiz kann Verletzungen verhindern, wie das Zurückziehen der Hände von einer heißen Herdplatte oder das Anziehen von Handschuhen an kalten Wintertagen. Mit Übungen zur Verbesserung der thermischen und der taktilen Wahrnehmung sowie dem gezielten Lenken der Aufmerksamkeit auf das entsprechende Körperteil können Empfinden und wichtige Reaktionen darauf verbessert werden.

3.5.1 Auffälligkeiten der thermischen Wahrnehmung

Anzeichen einer Unterempfindlichkeit in Bezug auf thermische Informationen:

- Barfußlaufen auf kalten Fliesen
- Hinlegen mit dem ganzen Körper auf einen kalten Boden, Anlehnen an (kalte) Fensterscheiben oder an metallene Geländer
- Keine Reaktionen, wenn der eigene Körper auskühlt, kein Frieren
- Die Hitze einer Kerze oder der Herdplatte werden nicht gespürt

Anzeichen einer thermischen Unterempfindlichkeit im Mundbereich:

- Getränke oder Essen werden zum Teil sehr heiß aufgenommen
- Oder das Kind bevorzugt kaltes Essen aus dem Kühlschrank oder Eis
- Ablecken von Türklinken, Fensterscheiben, Geländern aus Metall

Anzeichen einer Überempfindlichkeit in Bezug auf thermische Informationen:

- Socken, Schuhe, Strumpfhosen, Mützen werden ausgezogen – da sich das entsprechende Körperteil zu warm anfühlt
- Bevorzugt auch im Winter T-Shirts, kurze Hosen und Sandalen, wärmende Kleidung wird abgelehnt
- *Hitzetage* führen zu einem größeren Unwohlsein
- Verweigerung des warmen Kinderbeckens im Schwimmbad
- Schwierigkeiten beim Haare waschen – zumeist mit warmen Wasser

Auswirkungen einer thermischen Überempfindlichkeit im Mundbereich:

- Nahrungsmittel werden nur lauwarm gegessen (die Kinder verzögern den Essensbeginn)
- Eis oder andere kalte Speisen werden vermieden
- Trennkost: Kalte Beilagen werden nicht zu warmen Speisen gegessen

Egal ob es heiß oder kalt ist, ich finde es immer sehr schwierig, die richtige Kleidung auszuwählen; und es fällt mir auch schwer, wenn es kühler oder wärmer wird, noch zusätzlich etwas überzuziehen oder umgekehrt etwas auszuziehen. [...] Es ist zum Beispiel glühend heiß, und wir wissen, dass es glühend heiß ist, und trotzdem kommen wir Autisten einfach nicht auf die Idee, vielleicht eine Jacke oder einen Pullover auszuziehen. Was nicht heißt, dass wir nicht wüssten, dass das vernünftig wäre – wir vergessen es nur irgendwie. Wir vergessen, was wir gerade anhaben und was wir tun könnten, damit wir nicht mehr so schwitzen. Ich kann mir jetzt immerhin schon mit einem Taschentuch den Schweiß von der Stirn abwischen – das habe ich inzwischen gelernt –, aber mich mit meiner Kleidung nach dem Wetter zu richten ist eigentlich zu viel verlangt, weil sich doch die Situation so häufig ändert. (Higashida, 2018, S. 81)

> **Die physiologische Entwicklung der Temperaturwahrnehmung**
> In den ersten Lebensmonaten ist das Kind noch nicht in der Lage, seine Körpertemperatur anzupassen. Es besteht die Gefahr von Überhitzung wie auch von Auskühlung. Die *Wärme* der Mutter wirkt neben dem Geruch und den taktilen Informationen besonders regulierend.

3.5.2 (Spiel-)Angebote, welche die thermische Wahrnehmung verbessern

Ziel der Aktivitäten: Regulation, Verbesserung der Körperwahrnehmung und Interaktion. Für zuhause, im Kindergarten, auf dem Spielplatz, dem Schulhof, vor oder nach dem Kindergarten- oder Schulbesuch, nach einer langen Autofahrt und immer dann, wenn es den Kindern hilft, sich über die intensiven Temperaturreize zu spüren.

Eine sehr gute Möglichkeit sind *Eisstimulationen*. Mithilfe von gefrorenem Wasser, in einer Eisform oder Eiswürfeln können am gesamten Körper intensive thermische Reize gesetzt werden. Der Reiz sollte zu Beginn an den Händen, Armen oder den Füßen gesetzt werden. Um eine Übererregung zu vermeiden, kann das Körperteil anschließend mit einem Handtuch unter Druck oder mit einer Vibration abgerieben werden. Je nach Befinden darf die Stimulation bei der nächsten Wiederholung länger erfolgen oder ohne ein anschließendes Abstreichen. Eine sprachliche Unterstützung (»oooh, so kalt!«) sowie mimische Begleitung (ein erstauntes oder lachendes Gesicht) helfen dem Kind, diese neue Empfindung einzuordnen und folgend anzunehmen. Später kann die Stimulation auch im Gesicht und im Mundraum erfolgen.

Die weiteren folgenden Ideen bieten eine erste Orientierung, um die Angebote individuell anzupassen

- Wasserspiele in der Badewanne, im Planschbecken, mit Wasserbomben usw.
- Schwimmen und Planschen im kalten See (kurzzeitig)
- Mit einer Matschhose in Pfützen, Schlammlöcher oder in einem Wasserbottich
- Barfuß und im Vierfüßlergang über den kalten Steinfußboden laufen
- Temperaturunterschiede im Alltag fühlen, Heizung und kalter Fliesenboden, Außen und Innen, Eisschrank und eine warme Tasse Kakao
- Verschiedene Materialien im Wechsel anbieten, kalt und warm, wie Eis und Wärmekissen
- Föhnen mit verschiedenen Wärmestufen
- Wassertreten mit verschieden temperierten Wasserbottichen
- Im Winter Aktivitäten gezielt draußen durchführen, einen Schneemann bauen, mit dem Köper einen *Engel* in den Schnee zeichnen u. ä.
- Im Sommer auf Kühlmöglichkeiten oder kühlere Räume achten, nachts ggf. eine Kühldecke nutzen
- Kühlbekleidung, wie e.cooline
- Arme oder Gesicht kurzzeitig an die Türen des geöffenten Tiefkühlschrank lehnen
- Hautcreme mit Menthol – wirkt kühlend
- Hilfen bezüglich der Nahrungsaufnahme, Mundhygiene und Artikulation:
- Eisstimulationen im Gesichts- und Mundbereich, direkt vor und während des Essens anbieten, zum Ablecken, Abbeißen, Kauen oder Saugen
- Getränke oder Essen direkt aus dem Kühlschrank oder leicht gefroren anbieten
- Gefrorene Erbsen oder Maiskörner, gefrorene Miniwindbeutel oder tiefgekühlte Himbeeren oder auch Weingummi als Snack anbieten
- Einen *Kauschlauch* mit Wasser füllen und zum Kauen anbieten
- Bonbons oder Speisen mit Menthol anbieten

3.6 Die Schmerzwahrnehmung

Die Schmerzwahrnehmung ist eine komplexe Sinnesempfindung. Dabei können die Rezeptoren über mechanische Reize (Druck, Verletzung), Temperatur (Hitze, Kälte) und über chemische Reize (Entzündung, Säure, Gifte) stimuliert werden. Schmerzempfinden ist subjektiv und individuell. Dies gilt besonders für Menschen mit Autismus. Viele Impulse der unterschiedlichen Wahrnehmungsbereiche werden von Autisten als schmerzhaft empfunden, von Menschen ohne Einschränkung der Sinneswahrnehmung eher als angenehm beschrieben – oder umgekehrt. Die Schmerzen werden häufig bei besonders starken Stimulationen, wie zum Beispiel festem Druck (taktiles Wahrnehmungssystem), ausgelöst. Viele Menschen mit Wahrnehmungsauffälligkeiten bevorzugen jedoch besonders die intensiven Reize und empfinden sie als angenehm. Im Gegensatz dazu erleben sie undifferenzierte und geringe Impulse als schmerzhaft, wie zum Beispiel eine zarte Berührung.

Schmerzen haben eine wichtige Warnfunktion, sie sollen den Körper vor Überlastung und vor Verletzung schützen. Zusätzlich unterstützen diese auch die Heilungsphase, in dem eine Schonhaltung indiziert wird, so dass es zu keiner weiteren Schädigung kommt. Wenn jedoch bei starker Druck- oder Temperaturbelastung kein Schmerzimpuls ausgelöst wird, kann dieser körpereigene Schutzmechanismus nicht greifen. Auch deshalb ist es wichtig, die Körper- und besonders die Schmerzwahrnehmung zu verbessern, um so tiefgreifende Verletzungen langfristig zu vermeiden.

> Meine Unempfindlichkeit gegenüber Schmerzreizen zeigte sich auch darin, dass ich mir selbst Schmerzreize zugefügt habe. Meine Eltern waren schockiert, wenn sie mit ansehen mussten, wir ich mit dem Köpfchen wieder und wieder gegen das Gitter des Laufstalls oder dem bloßen Boden schlug. In meinem Schmerzempfinden haz sich seither wenig verändert. Ich stoße mich dauernd an Gegenständen, ohne es zu merken, finde höchstens später neue blaue Flecken vor. Manchmal entdecke ich auch verkrustete Stellen an Armen, Beinen und Händen. Wie ich mir diese zugezogen habe, weiß ich meistens nicht, da mich keine Schmerzempfindung auf die Verletzung hingewiesen hat. (Schuster, 2007, S. 53)

3.6.1 Auffälligkeiten der Schmerzwahrnehmung

Anzeichen einer Unterempfindlichkeit der Schmerzwahrnehmung:

- Suche nach extremen Reizen in allen Wahrnehmungsbereichen
- Auch bei starken Verletzungen erfolgt keine Reaktion
- U. a. Schlagen des Kopfes oder einzelner Körperteile gegen Tischkanten, Fensterbänke und weitere scharfkantige Gegenstände
- Selbstverletzungen mit Messer, Schere oder Werkzeugen

Ein Fallbeispiel: Arne 19 Jahre, Frühkindlicher Autismus
Arne ist vor einigen Wochen in ein Wohnheim gezogen. Dieser Schritt ist mit vielen neuen Eindrücken und Abläufen verbunden sowie mit neuen Bezugspersonen. Auch nach mehreren Wochen ist Arnes Anspannung noch stark erhöht und immer häufiger schlägt er mit der Faust gegen seinen Kopf. Dabei zeigt er keine Anzeichen von Schmerzempfinden, sondern scheint sich durch diese Handlung eher zu beruhigen. Schon nach wenigen Tagen sind an Arnes Stirn blaue Flecke sowie Schwellungen zu erkennen. Damit es nicht zu weiteren gesundheitlichen Beeinträchtigungen kommt, versuchen die BetreuerInnen das selbstverletzende Verhalten zu unterbinden. Sie sprechen Verbote aus, unterstützt durch Bildkarten sowie Zeigegesten, auch eine zeitweise Fixierung der Hände verhindert nicht die selbstverletzenden Verhaltensweisen. Ein Helm ist ein weiterer Versuch der Begleitenden, Arne vor sich selbst zu schützen. Nur unwillig lässt er sich diesen auf seinen Kopf befestigen. Im Laufe des Tages zeigt Arne eine deutlich höhere Stresssymptomatik, er beginnt zunächst auf den Helm zu schlagen, wird nochmals unruhiger und beginnt, stereotyp vor- und zurück zu pendeln. Am nächsten Tag zeigt er weitere, andere Selbstverletzungen, er schlägt sich auf die Nase oder Wangenknochen, wobei die Intensität steigt. Die Notwendigkeit einer ganzkörperlichen Fixierung zum besseren Selbstschutz wird erwogen.

Ein Erklärungsversuch: Die Neuerungen in Arnes Alltag sorgen für eine vermehrte Erregung und er versucht dieser mit entsprechenden starken Stimulationen entgegenzuwirken. Die Versorgung mit einem Helm unterbindet jedoch diese Regulationsmöglichkeiten, weshalb er sich mit von Pendelbewegungen sowie mit Schlägen auf andere sensible Körperstellen versucht zu beruhigen.

Hilfestellungen und mögliche Entwicklungen: Egal, ob der Helm zum Selbstschutz weiterhin zum Einsatz kommt oder ob diese Maßnahme beendet wird, Arne benötigt dringend weitere Hilfen zur Regulation: Intensive Druckimpulse und Massagen im Kopf- und Gesichtsbereich, Vibrationen, Eisstimulationen u. ä. sollen die Sensibilität für diesen Bereich verbessern und die allgemeine Erregung verringern. Mithilfe weiterer ganzkörperlicher Stimulationen und vielfältigen Bewegungsangeboten soll es langfristig möglich werden, die verschiedenen Impulse auch weniger intensiv anzubieten sowie Arnes Erregungsschwelle im Alltag zu senken.

Anzeichen einer Überempfindlichkeit der Schmerzwahrnehmung

- Vermeidung von starken Reizen in allen Wahrnehmungsbereichen
- Auch bei geringen Verletzungen oder Stößen erfolgt eine Schmerzreaktion
- Jeglicher (Körper-)Kontakt wird vermieden

3.6.2 (Spiel-)Angebote, welche die Schmerzwahrnehmung verbessern

Wenn das Kind sich gezielt besonders starke Stimuli sucht, wie ein Schlag gegen den Kopf, oder wenn eine sanfte Berührung als schmerzhaft empfunden wird, sollte versucht werden, die Sensibilität für diesen Bereich zu neutralisieren. Je nach Art der (Selbst-)Verletzungen oder einer nicht vorhandenen oder hypersensiblen Schmerzreaktion erfolgen die Stimulationen entsprechend den Wahrnehmungsbereichen, taktil, propriozeptiv oder thermisch. Durch eine gezielte Lenkung der Aufmerksamkeit auf das betroffene Körperteil, den Körperbereich oder das Wahrnehmungssystem kann sich langfristig die Warn- und Schutzfunktion der Schmerzwahrnehmung entwickeln.

- Mit eindeutigen Druck durchgeführte, großflächige Masssagen
- Zugimpulse auf Gelenke oder Haut
- Rythmische Druck- oder Klopfimpulse, Vibrationen
- Eindeutige taktile Informtaionen, wie Abbürsten, Zupfen der Haut
- Thermische Reize wie Eis

3.7 Die olfaktorische Wahrnehmung (Riechen)

Der Geruchssinn ist entwicklungsgeschichtlich einer der ältesten Sinne. Das olfaktorische Wahrnehmungssystem oder auch Riechwahrnehmung ermöglicht die Wahrnehmung von Gerüchen aus unserer Umwelt mithilfe der Riechschleimhaut in der Nase. Das olfaktorische System ist eng mit der Amygdala und somit dem vegetativen Nervensystem verbunden. Geruchsimpulse werden vorwiegend unbewusst aufgenommen, ungefiltert und direkt verarbeitet. Sie führen deshalb zu einer emotional besonders starken Erregung. Das Riechen ist dem Schmecken vorausgestellt und kann eine warnende sowie auch lustbetonte Funktion wahrnehmen. Gerüche und damit zusammenhängende Erinnerungen werden häufig über einen langen Zeitraum abgespeichert, und lösen zumeist unbewusst auch nach vielen Jahren starke Emotionen aus. Gerüche beeinflussen unter anderem auch die Verdauung und damit das gesamt-körperliche Wohlbefinden.

> Entsprechend unangenehm sind alle jene Orte, an denen übermäßig viele Gerüche umherschwirren. Für mich sind öffentliche Verkehrsmittel, belebte Straßen und überfüllte Plätze wie Bahnhöfe schwer zu ertragen. Am Bahnhof riecht es nach fettiger Wurst, nach frischen Laugenbrezeln, nach Pommes Frites, Pizza und Hamburgern Das sind noch die angenehmen Gerüche. Schlimmer sind die Gerüche, die von Menschen ausgehen. Ich finde den Geruch und die Ausdünstungen von fremden Menschen abstoßend. Schweiß, Menstruationsgeruch, der Geruch von nassen Jacken und nassen Haaren sind besonders widerlich. Manchmal kann ich ur noch durch den Mund atmen, um mich zumindest ein wenig vor den Gerüchen zu schützen. (Schuster, 2007, S. 35)

Gegensätzliche Empfindungen, ein Fallbeispiel: Andre, 18 Jahre, Asperger-Autismus

Andre geht in die Abschlussklasse einer Realschule. Auch wenn er sich im Unterricht nicht zu Wort meldet, kann er, besonders im Mathematikunterricht, dem Lernstoff gut folgen. Auf dem Schulhof sucht er immer wieder die Nähe zu den Mitschülern, auch wenn er sich kaum an den Gesprächen beteiligen kann. Andre liebt verschiedene Düfte, zuhause hat er eine große Sammlung von Parfums und Deodorants. Vor einigen Wochen fiel auf, dass er dies zunehmend in größeren Mengen auftrug, was für Unmut in seiner Klasse sorgte. Nach Absprache mit der Mutter achtete sie darauf, dass Andre nur noch einige, wenige Tropfen verwendet, wenn er in die Schule geht.

Die Vormittage laufen mithilfe einer Integrationskraft, die ihm bei der Organisation der Abläufe und bei einigen Aufgabenstellungen zur Seite steht, gut. Es gibt jedoch immer wieder Ausnahmen: Situationen, in denen »scheinbare« Kleinigkeiten Andre so sehr belasten, dass die Schulstunde abgebrochen werden muss. Bedingt durch einen Wasserschaden musste seine Schulklasse vor einigen Wochen umziehen. Als alle Schüler sich auf ihren neuen Plätzen eingefunden hatten, beginnt Andre mit seinem Oberkörper vor und zurück zu wiegen und vor sich *hinzumurmeln*: »Der Raum stinkt nicht«, »Es ist alles in Ordnung«, »Der Raum riecht gut«, »Der Raum stinkt nicht«, »Es ist alles in …« Auch nach einer halben Stunde gelingt es ihm immer noch nicht, dem Unterricht zu folgen. Seine Mitschüler fühlen sich bald gestört von den Selbstgesprächen und weisen ihn zurecht. Andres Erregung steigt daraufhin nochmals an, seine Stimme wird lauter, so dass die Schulbegleitung mit ihm aus dem Unterricht geht. Auf dem Schulhof läuft er mehrmals über den Hof. Hier kann er seinen Ärger lautstark herauslassen, Andre beruhigt sich etwas. Nach einigen Minuten setzt er sich auf eine Bank und packt sein Pausenbrot aus (ein Weißbrot mit einem kräftigen Käse), langsam lässt seine Anspannung nach.

Ein Erklärungsversuch: Andres Hypersensibilität gegenüber Gerüchen führt im Alltag schon seit vielen Jahren zu Schwierigkeiten. Als Kind vermeidet er es, sich in der Küche aufzuhalten, besonders wenn die Mutter kocht, zieht er sich lieber in sein Kinderzimmer zurück. Egal ob Shampoo oder Creme, auch bei der Körperpflege toleriert Andre nur ganz bestimmte Marken und Gerüche, jede Veränderung verursacht eine große Unruhe. Bei der Kontaktaufnahme zu Fremden ist der Geruch ebenfalls wichtig. Er stellt sich häufig nah an sein Gegenüber, nimmt dessen Arm und riecht daran. Auch diese scheinbar gegensätzlichen Verhaltensweisen zeigen auf, wie stark Gerüche Andres Verhalten beeinflussen.

Ideen zur Hilfestellung: Um Andres Toleranz gegenüber besonderen Gerüchen zu verbessern, könnten im Alltag verschiedene Spiele zur gezielten Lenkung der Aufmerksamkeit auf olfaktorische Reize angeboten werden. Zudem gibt es die Möglichkeit im Alltag kleine Geruchsdosen mitzunehmen, damit sein Lieblingsduft ihn in unangenehmen Situationen beruhigt.

Die physiologische Entwicklung des Riechens
Ab der 28. SSW beginnen die Nerven für den Geruchssinn zu arbeiten. Dieser ist vom ersten Lebenstag an voll ausgebildet.
   Das Neugeborene findet die Milch der Mutter u. a. über den Geruch. Mit wenigen Tagen erkennt es die Mutter daran und lässt sich durch bekannte Gerüche beruhigen. Der Geruchssinn ist mit dem Tastsinn und dem thermischen System zunächst der bevorzugte Sinn zur Orientierung und Regulation. Ab der 6. Lebenswoche reagiert es auf bekannte Essensgerüche mit einem Lächeln. Es erkennt den eigenen Speichelgeruch, das eigene Kuscheltier wirkt beruhigend.
   Teilweise erreichen Menschen aus dem Autismusspektrum einige der beschriebenen Entwicklungsschritte in Bezug auf den Riechsinn nicht, es bestehen diese frühkindlichen Aktivitäten zum Teil weiter oder sie zeigen sich insbesondere in Erregungssituationen.

3.7.1 Auffälligkeiten der olfaktorischen Wahrnehmung

Anzeichen einer Unterempfindlichkeit bezüglich Geruchsinformationen:

- Häufiges Riechen an Gegenständen und Personen, die Gegenstände werden dabei direkt vor die Nase gehalten oder es ist ein Herangehen mit dem ganzen Körper, nah an eine andere Person, zu beobachten
- Der eigene, evtl. extreme Körpergeruch wird nicht als störend wahrgenommen
- übermäßiger Gebrauch von Parfüm oder Deodorant
- Einige Betroffene finden das Spiel mit (den eigenen) Fäkalien interessant, da dieser intensive Geruch als prägnanter Reiz wahrgenommen wird.
- Kein Genussempfinden beim Essen durch fehlende Riechwahrnehmung
- Essen wird nach Farbe oder Form ausgewählt, nur die visuelle Information ist bedeutungstragend
- Brandgeruch (ein wichtiges Warnsignal!) wird nicht identifiziert
- Stark mentholhaltige Zahncreme oder Mundspülung werden bevorzugt oder auch geschluckt

Anzeichen einer Überempfindlichkeit bezüglich Geruchsinformationen:

- Ablehnung bestimmter Kleidung oder Personen, durch Duftstoffe in Waschmittel, Parfüm, Deodorant oder Cremes
- Stark riechende Lebensmittel werden vermieden (z. Bsp. das warme Mittagessen)
- Ablehnung von Hustenbonbons oder Kaugummis, auch im Kontakt mit anderen, wenn diese Aromastoffe wahrnehmbar sind
- Bestimmte Räume oder Situationen werden gemieden, wie die Küche (Kochen oder Backen), das Bad (Toilettengang oder Putzmittel) oder frisch geputzte Räume

3.7.2 Übungen und (Spiel-)Angebote zur Verbesserung der Riechwahrnehmung

Ziel der Aktivitäten: Regulation, Eutonisierung der Riechwahrnehmung für zuhause, im Kindergarten, in stressbesetzten Situationen, in der Schule, in der Natur. Die folgenden Dieen bieten eine erste Orientierung, um die Angebote individuell anzupassen.

»Geruchsreize« in den Fokus rücken:

- Bei der Gartenarbeit mit frisch gemähtem Gras, frischem Rindenmulch, verschiedenen Blumen oder Kräutern
- Beim Kochen, Backen und Braten u. a. mit dem Erleben, wie sich der Geruch von verschiedenen Lebensmitteln durch die Verarbeitung verändert
- Bei der Körperpflege, vor und nach dem Waschen oder Cremen an der Haut, mit Riechen der verschiedenen Shampoos, Cremes etc. Vorsicht, dies immer unter Aufsicht, da eine gut riechende Lotion abgeleckt oder in den Mund genommen werden könnte
- Riechspiele, wie *Geruchsmemory* einführen, Dinge an ihrem Geruch erkennen
- Bevorzugte Gerüche zeitweise intensivieren, abschwächen oder variieren
- Notfall-Kit (▶ Kap. 2.2.3) mit Gerüchen erarbeiten. Ein stets mitgeführtes Duftsäcken, ein mit Aromen getränktes Tuch (aufbewahrt in einer kleinen Box), Duftamulette, -armbänder oder auch Ampullen können bei aufkommender Erregung zeitnah genutzt werden. Dafür eignen sich entweder angenehme Gerüche wie ein besonderes Parfüm, Rosmarinessenz, Minze, ein Gewürz wie Zimt oder Vanille oder auch stechende unangenehme Gerüche, wie *Ammoniak-Lavendel Ampullen* und *Japanisches Heilpflanzenöl*.

Beobachtungen aus der Aromatherapie zeigen, dass Gerüche Schmerzwahrnehmung, Regulation sowie die Verarbeitung von Emotionen beeinflussen. Mithilfe eines gezielten Anbietens von spezifischen Aromen könnte somit die Körperwahrnehmung zusätzlich unterstützt werden.

> Ätherische Öle [...] beeinflussen das vegetative Nervensystem und damit alle unbewusst ablaufenden Prozesse wie Stimmungslage, Atmung, Kreislauf und Verdauung. (Steflitsch, 2013, S. 9)

3.8 Die gustatorische Wahrnehmung (Schmecken)

Der Geschmackssinn, zusammen mit dem Geruchssinn, dient der Kontrolle der aufgenommenen Nahrung. Dabei nimmt die Zunge gustatorische Reize über die Geschmacksknospen auf. Mithilfe der Geschmacksqualitäten sauer, süß, bitter, salzig und umami (herzhaft/würzig) gelingt dem Menschen eine Überprüfung, was für ihn bekömmlich ist. Bitter und sauer können zum Beispiel auf giftige oder verdorbene Lebensmittel hinweisen, süß und salzig auf nährstoffreiches Essen. Das Geschmackserlebnis wirkt dabei zusätzlich appettitanregend.

Gegensätzliche Empfindungen, ein Fallbeispiel: Moritz, 5 Jahre ASS
Moritz hatte schon als Säugling Schwierigkeiten beim Trinken an der Brust. Seine Essensauswahl ist immer stark selektiert. Morgens liebt er seine spezielle Sorte Cornflakes mit kalter Milch, mittags isst er fast ausschließlich sein Lieblingsjoghurt und abends müssen es wieder die Cornflakes sein. Alle Versuche Moritz andere Lebensmittel anzubieten, scheitern. Er verweigert und geht lieber ohne Essen ins Bett. Nachts wacht er dann auf, weint und schimpft, er ist kaum zu beruhigen und schläft erst Stunden später erschöpft ein.

Bei genauerer Betrachtung fällt auf, dass Moritz nicht alle Reize im Mundbereich abwehrt, im Wartezimmer sucht er sich bevorzugt Schuhe oder Bauklötze aus, an/auf denen er herumkaut, er leckt an Türklinken und steckt kleine Steine in den Mund. Wenn es ihm gelingt, reißt er an den Haaren seiner Mutter und kaut darauf herum. Wenn der Vater sich morgens rasiert, ist es ein beliebtes Spiel, den Rasierapparat des Vaters zu nehmen und diesen an seine eigene Wange und an die Zähne zu halten.

Ein Erklärungsversuch: Das Schmecken im Mundbereich gelingt nur für wenige, besonders intensive u. a. gustatorische Reize. Schuhe, Steine oder eine Türklinke haben einen eher bitteren Geschmack, bieten zusätzlich zu Ecken und Kanten noch eine größere Oberfläche an. Auch die Haare bieten Moritz ein ganz besonderes Spürerlebnis. Beim Essen hat er gelernt, eine geringe Auswahl an Lebensmitteln einzuordnen und diese auch zu schlucken. Neue Impulse überfordern ihn, er kann sie weder abbeißen noch ausreichend kauen, spürt nicht, wo sie sich im Mundraum befinden oder spürt sie zu intensiv. Die starke Vibration des Rasierapparates an der Wange und auch an seinen Zähnen ist für Moritz eine willkommene Massage.

Ideen zur Hilfestellung: Moritz genießt die Vibrationen mit dem Rasierer, diese bieten den Ausgangspunkt für weitere taktile und tiefenstimulierende Impulse im Mundbereich und lenken die Aufmerksamkeit mehr auf den Mundbereich und somit auch auf die gustatorische Wahrnehmung. Bezüglich der Geschmackswahrnehmung könnte es sein, dass er auch mithilfe intensiver Geschmackserlebnisse das Essen besser spüren, kauen und schlucken lernt. Verschiedene Gewürze, wie Schärfe oder Bitterstoffe, können dazu angeboten werden.

3.8.1 Auffälligkeiten der gustatorischen Wahrnehmung

Anzeichen einer Unterempfindlichkeit in Bezug auf Geschmacksinformationen:

- Regelmäßiges Essen und Trinken werden vergessen bzw. das Kind isst nur bei ausreichend großem Hunger bzw. Durst.
- Das Essen wird schon nach kurzer Zeit abgebrochen.
- Das Kind bevorzugt starke geschmackliche Informationen, wie scharf oder bitter (Laugengebäck, Peperoni, Knoblauch, Oliven usw.).
- Nicht essbare Dinge wie Erde, Gras, Steine, Zigarettenstummel werden bevorzugt, da besonders intensiver Geschmack!
- Ablecken von Türklinken oder anderen metallischen Gegenständen
- Essen in großen Mengen, teilweise *Hamstern* von Nahrung, um mithilfe von Druck eine Spürinformation zu bekommen
- Gezieltes Aufstoßen oder Erbrechen, auch Säure bietet eine besonderes Geschmacks- oder Spürerlebnis
- Hochwürgen von Nahrung bis hin zum Erbrechen

Anzeichen einer Überempfindlichkeit in Bezug auf Geschmacksinformationen:

- Essen und Trinken werden möglichst vermieden.
- Das Essen wird durch (viele) Pausen unterbrochen.
- Vermehrte Selbststimulationen, wie Wippen, Herumlaufen oder Tönen
- Vorwiegend Essen von geschmacksarmen Lebensmitteln wie Brei oder Joghurt

> **Beobachtung: Orale Exploration! Vorsicht!**
> Wenn ihr Kind offener wird für Massagen und Stimulierungen im Mundbereich und sich zunehmend für neue Lebensmittel interessiert, kann dies ein Anzeichen für die (erneute) orale Explorationsphase sein. Dabei nimmt das Kind, ähnlich wie in der frühen kindlichen Entwicklung, Dinge in den Mund oder leckt diese ab, um sie zu erforschen.

Während Eltern bei ihren Kindern im Alter von ein oder zwei Jahren sorgsam jede Gefahrenquelle vermieden haben, muss das gesamte Umfeld nun erneut besonders achtsam sein. Verschluckbare Kleinteile oder andere gefährliche Gegenstände sind unbedingt aus der Reichweite der Kinder zu entfernen oder nur unter Aufsicht zu verwenden.

Die physiologische Entwicklung des Schmeckens
Bis zur 10. SSW entwickeln sich die Geschmacksknospen. Ab der 15. SSW macht das Ungeborene erste Geschmackserfahrungen durch Schlucken von Fruchtwasser und erste Vorlieben und Abneigungen entwickeln sich.

In den ersten Wochen nach der Geburt kann es die Grundgeschmacksrichtungen unterscheiden. Süß (Energielieferant!) wird vor *bitter* und *sauer* bevorzugt. Ab dem 4. Lebensmonat kann der Säugling salzig schmecken und bevorzugt fetthaltiges Essen.

Mit drei Jahren ist die Verknüpfung der Geschmackserfahrungen mit dem Nervensystem fast vollständig abgeschlossen. Ernährungs- und Geschmacksvorlieben lassen sich jedoch ein Leben lang verändern. Was oft gegessen wird, wird folgend auch gerne gegessen, Gewohnheit und Vertrautheit sind ein wichtiger Maßstab.

Teilweise erreichen Menschen aus dem Autismusspektrum einige der beschriebenen Entwicklungsschritte in Bezug auf den Geschmackssinn nicht, es bestehen diese frühkindlichen Aktivitäten zum Teil weiter oder sie zeigen sich insbesondere in Erregungssituationen.

3.8.2 Übungen zur Verbesserung der Geschmackswahrnehmung

Ziel der Aktivitäten: Regulation, Verbesserung der Nahrungsaufnahme. Für zuhause, im Kindergarten, in der Schulpause. Die folgenden Ideen bieten eine erste Orientierung, um die Angebote individuell anzupassen:

- Neue Gewürze anbieten oder vorhandene Gewürze oder Zusätze intensivieren, verringern oder vermeiden
- Intensive pikante Speisen anbieten, mit viel Pfeffer, Salz, Chili usw. oder Laugengebäck
- Bei süßen Speisen wie Joghurt oder Quark Zitrone, Ananas oder Orange hinzufügen

- Intensive Geschmacksträger, wie Butter oder Fett, aber auch Lebertran
- Weitere starke Aromen, wie Pfefferminz oder »Krabbenchips«
- Temperaturvariationen anbieten (verändern auch den Geschmack der Lebensmittel)
- Bitterstoffextrakte oder Lebensmittel mit Bitterstoffen, wie Radieschen, Chicoree, (bitterer) Spinat, Ingwer oder scharfes/bitteres Weingummi, Wasabi
- Mit Salzwasser gurgeln
- Getränke wie Bitterlemon, schwarzem/grünem Tee, Caro-Kaffee, Ingwertee
- Getränke mit Zitrone, Ananas, Brause

3.9 Die auditive Wahrnehmung (Hören)

Als auditive oder akustische Wahrnehmung bezeichnet man die Sinneswahrnehmung von Schall. Schwingungen aus der Umgebung gelangen über das Ohr und auch direkt über unseren Körper (Knochenschallleitung) über den Hörnerv an das Großhirn. Der Prozess der Weiterverarbeitung wird in auditive Teilfunktionen unterteilt:

- Lokalisation (Richtung und Entfernung der Schallquelle)
- Selektion (Herausfiltern von Einzelreizen)
- Diskrimination (Unterscheiden von verschiedenen auditiven Reizen)
- Verstehen des Sinnbezuges (gesprochene Sprache sowie auditive Signale)
- Dichotisches Hören (beidohriges Hören)
- Merkfähigkeit (Speichern von auditiven Informationen)

Bei einer Störung können diese Teilfunktionen im Einzelnen oder in ihrer Gesamtheit betroffen sein. Die Schwierigkeiten, akustische Reize, wie oben beschrieben, zu verarbeiten, beeinträchtigt bei der Bewältigung des Alltags und der (lautsprachlichen) Kommunikation.
 Um aus der Vielzahl der uns im Alltag umgebenden Schallinformationen die wichtigen herauszufiltern, ist es notwendig, einige ausgewählte Reize bewusst wahrzunehmen, andere sollten in den Hintergrund treten oder ganz ausgeblendet werden. Im Alltag sind das Ticken der Uhr, das Rauschen einer nahegelegenen Straße oder auch der Schlag des eigenen Herzens unwichtig. Eine gestörte Reizwahrnehmung kann aber dazu führen,

dass besonders diese Reize in den Vordergrund rücken und andere, bedeutungstragende Informationen (wie zum Beispiel Sprache) nicht mehr wahrgenommen werden.

Gegensätzliche Empfindungen, ein Fallbeispiel: Samira S., 28 Jahre, ASS, Studentin
Die junge Frau erzählt, dass sie sehr empfindlich auf Geräusche reagiert. Wenn im Alltag jemand neben ihr hustet oder sich räuspert, ist dies für sie regelrecht schmerzhaft. Beim Einkaufen im Supermarkt stören sie die Lautsprecherdurchsagen, die Stimmen der anderen Kunden und dabei besonders die (»hohen«) Kinderstimmen. Essen in der Mensa ist nur möglich, wenn sie dort ihre Kopfhörer trägt oder Ohrenstöpsel verwendet. Eine Kommunikation mit ihren Mitstudenten ist dadurch jedoch nicht möglich. Sie verwendet selbst dafür den Begriff »Hyperakusis«, welcher eine krankhafte Überempfindlichkeit gegen Schall bezeichnet.

Im Gespräch mit ihr stellt sich jedoch auch heraus, dass Frau S. andererseits gerne laut Techno-Musik hört, welches immer wieder zu Auseinandersetzungen mit MitbewohnerInnen im Studentenheim führt. Außerdem besucht sie regelmäßig kleinere und größere Techno-Konzerte, dabei steht sie am liebsten ganz nahe an einem Lautsprecher. Sollte dieser »kratzen« oder falsch eingestellt sein, muss sie die Veranstaltung sofort verlassen.

Ein Erklärungsversuch: Hohe Töne werden zumeist auch bei geringer Lautstärke eher als unangenehm empfunden, wie das Läuten der Türklingel oder eine hohe Sprechstimme. Tiefe Töne werden in gleicher Lautstärke eher positiv bewertet, wie zum Beispiel das Brummen eines Motors. Frau S. hört bei den Konzerten kaum die Stimmen der anderen BesucherInnen oder weitere Umweltgeräusche. Ihre Aufmerksamkeit ist vorwiegend auf die (anstehende) Techno-Musik gerichtet.

Ideen zur Hilfestellung: Die Möglichkeit zur positiven Aufmerksamkeitslenkung kann auch in weiteren Alltagssituationen genutzt werden. Im Supermarkt könnte sie ihre »Wohlfühlmusik« unterstützend auf den Kopfhörern in einer geringen Lautstärke hören, so dass weitere, wichtige Geräusche auch noch wahrnehmbar sind.

Bezüglich der Mensa könnte sie an einigen Tagen versuchen, sich im Vorfeld mit ihrer Musik, einem Spaziergang oder einer anderen Entspannungsmethode zu beruhigen, den Besuch selbst eher kurzhalten und anschließend wieder eine Möglichkeit zur Regulation einplanen, je nach Tagesform und aktuellem Bedürfnissen. Langfristig könnte es gelingen, dass Frau S, sich an guten Tagen, in einem ruhigeren Teil der Mensa entspannter aufhalten kann und so Teilhabe in der Gemeinschaft möglich wird.

Tab. 3.1: Weitere gegensätzliche (Hör-)Empfindungen, einige Beispiele

Akustische Signale, welche zur Überforderung führen	Akustische Signale, welche beruhigend wirken
Geräusche der Türklingel und vom Telefon führen an einigen Tagen zur Überlastung.	Das Kind schlägt bevorzugt mit Gegenständen auf die Tischplatte oder gegen Schranktüren.
Beim Zuziehen des Reißverschlusses schreit das Kind.	Das Kind liebt es, die Türen laut zuzuwerfen.
Wenn der Klangbaum mit einer Kugel bestückt wird, hält sich das Kind die Ohren zu.	Wenn fünf oder mehr Kugeln den Klangbaum herunterrollen, löst dieses Begeisterung aus.
Geräusche in der Klasse sind schwierig und führen zu einer Überforderung.	Die Hausaufgaben können leichter gelöst werden, wenn das Kind eine bestimmte Musik hört.
Sprache wird nicht wahrgenommen, das Rufen des Namens führt zu keine Reaktion.	Wenn Shakira im Radio läuft, wird das Kind aufmerksam und beginnt begeistert zu tönen.
Sprache wird kaum produziert.	Das Kind benennt die Farben und zählt auf Englisch.

Ein Erklärungsversuch: Häufig sind diffuse Geräusche belastender als laute und prägnante Geräusche.

Ideen zur Hilfestellung: Ein besonderer Klang, eine ungewohnte Sprache oder spannende Variationen helfen, dass auditive Impulse positiv in den Fokus gelangen. Geräusche, Laute und Sprache sollten nicht vermieden oder unterlassen, sondern aktiv angeboten werden. Passend abgeändert reagieren Kinder mit einer freudigen Aufmerksamkeit. Langfristig sollen die Kinder dadurch wichtige Hörinformationen leichter aufnehmen und verarbeiten lernen.

3.9.1 Auffälligkeiten der auditiven Wahrnehmung

Anzeichen einer Unterempfindlichkeit in Bezug auf auditive Informationen:

- Kaum oder keine Reaktion auf bestimmte Geräusche wie die Türklingel oder ein herannahendes Auto
- Das Kind hört nicht, dass jemand den Raum betritt
- Kaum oder keine Reaktion auf Ansprache, hört seinen Namen nicht. Teilweise werden die Kinder dann zu einem Ohrenarzt geschickt!
- Produzieren von lauten Geräuschen, wie das wiederholte Zuwerfen von Türen, das Aneinanderschlagen von Gegenständen oder lautes »Händeklatschen«
- Häufiges lautes Rufen oder Singen
- Das Kind hält sich gerne an Lauten und belebten Orten auf
- Spiele mit Sound- oder Musikfunktion werden direkt an das Ohr gehalten
- Druck oder Schläge mit der Handfläche auf die eigenen Ohren
- Die Reaktionen des Kindes auf auditive Impulse sind zeitlich stark verzögert

Anzeichen einer Überempfindlichkeit in Bezug auf auditive Informationen:

- Das Kind zeigt bei lauten Umgebungsreizen Anzeichen von Stress, Autostimulationen nehmen zu
- Häufiges Zuhalten der Ohren bzw. erzeugt das Kind gezielt einen zusätzlichen Druck auf die Ohrmuschel
- Spezifische, teils auch relativ leise Geräusche werden abgewehrt, wie das Ticken der Uhr, das Summen elektrischer Geräte
- Spezifische, für das Kind besonders wichtige Geräusche werden auch über weiter Entfernungen gehört, wie das Knistern von Bonbonpapier, das Öffnen der Kühlschranktür im Nebenraum oder auch im anderen Stockwerk
- In Räumen mit hohem Geräuschpegel können auch gefestigte Fähigkeiten nicht abgerufen werden

Weitere Anzeichen bei auditiven Sensibilitätsstörungen, wie dem Wahrnehmen des auditiven Reizes mit nur einem Ohr bzw. mit einer unterschiedlichen Intensität beider Ohren:

3.9 Die auditive Wahrnehmung (Hören)

- Richtungshören ist nicht möglich: das Kind dreht sich bei einem gehörten Geräusch in die falsche Richtung
- Die Entfernung des Gehörten wird nicht korrekt erkannt, Gefahren können nicht abgeschätzt werden
- Keine Reizselektion innerhalb auditiver Impulse, Stimmen von mehreren Menschen zeitgleich können nicht differenziert werden

---

Die physiologische Entwicklung des Hörens

In der 6. SSW wird das Hörorgan angelegt. Ab der 22. SSW sind erste Reaktionen auf Geräusche möglich. Das Ungeborene unterscheidet verschiedene Tonlagen, Rhythmen und Satzmelodien.

Das Neugeborene kommt mit einem vollausgebildeten und funktionsbereiten Gehör auf die Welt. Es reagiert mit Reflexen auf stärkere akustische Signale, kann die menschliche Stimme aus weiteren Geräuschen heraushören und erkennt (bald) die Stimme der Mutter.

In den ersten Lebensmonaten erkennt und produziert es einzelne Laute, »antwortet« bald auf Ansprache von seinem Gegenüber. Ab dem 6. Monat zeigt es Freude an Geräuschen und Musik. Mit ca. 1 Jahr kann das Kleinkind Schallreize sicher und direkt lokalisieren. Es versteht Verbote und reagiert auf leisen Zuspruch. Es spricht erste Wörter.

Teilweise erreichen Menschen aus dem Autismusspektrum einige der beschriebenen Entwicklungsschritte in Bezug auf das Hören nicht, es bestehen diese frühkindlichen Aktivitäten zum Teil weiter oder sie zeigen sich insbesondere in Erregungssituationen.

3.9.2 Übungen und (Spiel-)Angebote zur Verbesserung der Hörwahrnehmung

Ziel der Aktivitäten: Verbesserung der auditiven Verarbeitung und der Interaktion. Für zuhause, im Kindergarten, auf dem Spielplatz, auf dem Schulhof, im Turnraum. Die folgenden Ideen bieten eine erste Orientierung, um die Angebote individuell anzupassen:

- Den auditiven Impuls in einem geringen Abstand zum Kind präsentieren, damit »Störgeräusche« (das Ticken der Uhr oder Geräusche aus dem Nachbarraum) nicht ablenken
- Auditiv faszinierende Materialien anbieten, wie Soundpuzzle, Soundwürfel und weitere Spiele mit Geräuschfunktion

- Musikinstrumente und Materialien mit melodischem Klang anbieten
- Klangschalen oder Trommeln können mit dem Körper gespürt werden (▶ Kap. 5.4)
- Dynamik verändern, Trommeln in einem bestimmten Rhythmus oder nur einen kurzen Moment
- Gegenstände *klangvoll* anbieten, lautstarkes An-, Aufeinanderschlagen, Stapeln oder in einer Kiste kräftig schütteln
- Intensität von Geräuschen verändern (der Klangbaum wird mit vielen tönenden Kugeln bestückt oder es wird eine Kugel ausgewählt, welche ganz leise heruntergekullert)
- Ausflüge in einen Sinnesgarten, mit *Summsteinen, Windharfen,* großen *Windspielen* und ähnlich Angeboten
- Sprache variationsreich anbieten, in verschiedenen Lautstärken, Tonhöhen, Sprechgeschwindigkeiten und mit besonderem Klang
- »Comicsprache« nutzen, kurz, prägnant und einfach zu verstehen
- Anweisungen singend anbieten
- Körperliche Stimulationen mit Geräuschen und Lauten begleiten, um die Aufmerksamkeit für auditive Impulse zu verbessern
- Verschiedene wiederkehrende Situationen und Emotionen mit bestimmtes Klängen und Lauten koppeln

Achtung: Wenn Kopfhörer und Ruheräume bei einer Überreizung genutzt werden, sollte der Einsatz nur in einigen besonderen Situationen erfolgen. Eine häufige Anwendung der Kopfhörer verhindert eine langfristige Verbesserung der auditiven Wahrnehmungsverarbeitung und unterbindet zudem den aktiven Austausch mit der Umwelt in der jeweiligen Situation.

3.10 Die visuelle Wahrnehmung (Sehen)

Mithilfe der visuellen Wahrnehmung werden optische Reize über das Auge aufgenommen und im Gehirn weiterverarbeitet. Dieses System können wir sehr bewusst steuern. Es bietet eine Vielzahl von Informationen, wie Form, Umriss, Tiefe, Größe, Durchlässigkeit, Lage und Abstand von Gegenständen. Die Aufnahme ist auch über größere Entfernung möglich und zusätzlich sind viele visuelle Informationen bleibend, das heißt sie können meist so lange wie nötig oder auch nochmals angeschaut werden. Das Erkennen oder Verfolgen von bewegten Objekten ist schwieriger, da hier zusätzliche

Fähigkeiten in der visuellen Fixierung und in der zeitlichen Organisation benötigt werden.

Gegensätzliche Empfindungen, ein Fallbeispiel: Vadim, 8 Jahre, Autismus-Spektrum-Störung
Vadim liebt es zu puzzeln. Dabei sitzt er, teilweise über eine Stunde, ganz ruhig am Tisch und setzt bis zu 1000 Teile zusammen. Wenn er jedoch aufsteht und herumläuft, passiert es immer wieder, dass er gegen einen Türrahmen, einen Stuhl oder ein anderes Möbelstück stößt und dieses scheinbar nicht sieht. Das Übersehen und Anstoßen von Möbeln in der Wohnung führt häufig zu der Annahme, dass eine Sehbeeinträchtigung vorliegt. Diese wurde bereits beim Optiker überprüft, Vadims Sehfähigkeit ist (dort) unauffällig. Seine bevorzugten Spielzeuge sind seine Krankenwagen, Feuerwehr- und Polizeiautos, alle mit einem kleinen Blinklicht versehen. Besonders bei Aufregung oder Langeweile holt er die Fahrzeugkiste hervor und hält sich abwechselnd die verschiedenen Fahrzeuge nahe vor die Augen. Andereseits reagiert Vadim schon seit einigen Monaten immer empfindlicher auf Sonnenlicht. Am liebsten würde er seine Sonnenbrille den ganzen Tag tragen. Zuhause, im Klassenzimmer und auch bei den Therapien sucht Vadim häufig als erstes den Schalter, um das Licht auszuschalten.

Ein Erklärungsversuch: Wenn Vadim auf das Puzzle schaut, ändert sich nichts bezüglich der Entfernung, in der die Teile auf dem Tisch liegen. Er verbleibt ruhig in seiner Position, bewegt nur seine Hand. So bereitet es ihm keine Schwierigkeiten, das Bild in seiner Gesamtheit und in Einzelteilen zu erkennen, zu erfassen und die passenden Formen zuzuordnen. Für das räumliche Sehen, besonders in Bewegung, müssen die visuellen Informationen jedoch stetig aktualisiert werden, zusätzlich dazu ist ein Bewusstsein über den eigenen Körper notwendig, wo er sich gerade befindet und welchen Raum dieser einnimmt.

Ideen zur Hilfestellung: Wenn Vadim sich von flackernden Lichtern begeistern lässt, könnte mit leuchtenden Spielzeugen die Konzentrationsfähigkeit und -dauer insbesondere auf visuelle Informationen verbessert werden. Farbvariationen und unterschiedliche Helligkeitsstufen bieten ebenfalls interessante Lernangebote und ermöglichen Flexibilität bei der Auswahl der Materialien. Bei Tischspielen, wie dem Puzzle, könnte der Abstand zur Arbeitsfläche durch abwechselndes Stehen und Sitzen eine Änderung erfahren, ein zwischenzeitliches Aufschauen, ein Abgleich mit der Puzzlevorlage erfordert ebenfalls eine Neueinstellung der Sehschärfe. Langfristig können sich so Vadims visuelle Fähigkeiten verbessern.

An besonders herausfordernden Tagen wäre es hilfreich, wenn Vadim im Klassenzimmer (zeitweise) eine getönte Brille tragen dürfte. Zusätzliche Massagen in Augennähe und ein sanfter Druck auf den Augapfel können auch während des Unterrichtes eine passende Stimulation sein, um die visuelle Verarbeitung zu stärken.

3.10.1 Auffälligkeiten der visuellen Wahrnehmung

Anzeichen einer Unterempfindlichkeit in Bezug auf visuelle Informationen:

- Dinge werden nah an die Augen herangeführt, damit sie erkannt werden
- Gegenstände werden über einen längeren Zeitraum betrachtet, um sie zu erkennen
- Farb- und Formzuordnung gelingt nicht
- Dinge können schon bei leichter Dämmerung nicht erkannt werden
- Glitzer- oder Leuchtspiele werden besonders bevorzugt
- Strukturen mit starken Kontrasten werden bevorzugt, wie geometrische Muster und Figuren, Buchstaben oder Zahlen
- Relevante visuelle Reize werden nicht beachtet bzw. erkannt
- Keine Figur-Grund-Wahrnehmung, Dinge können visuell nicht vom Hintergrund getrennt betrachtet werden
- Keine Raum-Lage-Wahrnehmung, Dinge können räumlich nicht mit anderen in Bezug gebracht werden
- Bewegte Objekte können visuell nicht verfolgt werden
- Gegenstände werden selbsttätig in Bewegung gebracht, um einen spannenden visuellen Reiz zu schaffen, wie »Flattern« von Bildkarten oder Papier, Wedeln und Drehen von Gegenständen

> Mein Bett war ganz und gar von winzigen Pünktchen umgeben und eingeschlossen. Sie waren eine Art mystischer Glassarg. Inzwischen habe ich erfahren, dass das eigentlich Luftteilchen sind. Aber mein Gesichtssinn war so überempfindlich, dass sie oft zu einem hypnotisierenden Vordergrund wurden, hinter dem der Rest der Welt verblasste. (Williams, 1992, S. 27)

Anzeichen einer Überempfindlichkeit in Bezug auf visuelle Informationen:

- Helles Tageslicht, Lichtspiele und Glitzerndes blenden und werden vermieden

- Häufiger Wunsch zum Tragen einer Sonnenbrille
- Neue Lichtverhältnisse führen zu einer deutlichen Erregung des Kindes
- Konzentriertes Betrachten einzelner Details oder Gegenstände
- Ein größeres Gesamtbild wird nicht erkannt
- Das Kind reagiert auf jeden »neuen« visuellen Reiz und kann kaum bei einem bestimmten Reiz verweilen
- Kleinste visuelle Veränderungen im Alltag wie ein umgestelltes Möbelstück oder eine neue Brille des Gegenübers verwirren

Die physiologische Entwicklung des Sehens

In den ersten Lebensmonaten unterscheidet der Säugling zwischen hell und dunkel, später dann die Primärfarben Rot, Blau und Gelb. Es ist ein noch unscharfes Sehen. Die beste Sehschärfe ist bei einem Abstand von 20 bis 25 cm vor den Augen, sonst Doppelbilder oder stärkere Unschärfe. Das Kleinkind liebt es, sich die bewegenden Hände nah vor die Augen zu halten, teils noch gegen eine Lichtquelle. Es ist fasziniert von Lampen und Leuchtspielen.

»Im Alter von 4 Monaten erzeugen stark kontrastierende Objekte eine stärkere Aufmerksamkeit als schwach kontrastierende. Spätestens in diesem Alter können Säuglinge auch verschiedene Gesichter unterscheiden.« (Rosenkötter, 2021, S. 105)

Ab dem 3. bis 4. Lebensmonat fügt das Kleinkind die Informationen von beiden Augen zu einem Bild zusammen und beginnt räumliches Sehen zu entwickeln. Farben werden nun differenziert wahrgenommen. Ab dem 7 bis 8. Lebensmonat erkennt er auch entfernte Gegenstände und Bewegungen. Es nutzt das Auge zunehmend zum Erkunden der Umwelt; bisher vorwiegend Mund und Hände. Die Auge-Hand Koordination hat sich entwickelt. Ab dem 1. Lebensjahr hat das Kind ca. 50 % Sehschärfe eines Erwachsenen. Mit drei Jahren kann es die eigene Kleidung und Orte wiedererkennen.

Teilweise erreichen Menschen aus dem Autismusspektrum einige der beschriebenen Entwicklungsschritte in Bezug auf das Sehen nicht, es bestehen diese frühkindlichen Aktivitäten zum Teil weiter oder sie zeigen sich insbesondere in Erregungssituationen.

Aber die Augen, die wir Menschen beim Sehen benutzen, funktionieren doch alle gleich [...] aber die Art, wie wir sie wahrnehmen, scheint sich zu unterscheiden [...] uns Autisten springen zuallererst die Einzelheiten ins Auge und erst danach setzen sich ganz allmählich die verschiedenen Teile zu einem Ganzen zusammen. Bei welchem Teil unser Auge sich zuerst festhält, hängt von verschiedenen Dingen ab. Wenn eine Farbe sehr leuchtet oder eine Form sehr auffällig ist, dann wird unsere Aufmerksamkeit zuerst dorthin gelenkt, unsere Seele »ertrinkt« sozusagen darin, und wir können uns auf nichts anderes mehr konzentrieren. (Higashida, 2018, S. 79 u. S. 88)

3.10.2 Übungen und Spielangebote zur Verbesserung der Sehwahrnehmung

Ziel der Aktivitäten: Regulation, Verbesserung der Informationsaufnahme mithilfe visueller Informationen, Interaktion. Für zuhause, im Kindergarten, in der Schule, in der Freizeit. Die folgenden Ideen bieten eine erste Orientierung, um die Angebote individuell anzupassen:

- Den visuellen Reiz (das eigene Gesicht oder das Spielmaterial) in einem geringen Abstand zum Kind präsentieren, damit der Zielreiz leichter in den Fokus rückt
- Störreize bei Bedarf ausblenden (ein Licht am Fenster, ein sich bewegender Vorhang usw.)
- Materialien mit Lichteffeffekten auswählen, wie Glitzerkugeln, Seifenblasen, Lavalampen, Kreisel oder Zauberstäbe
- Materialien und Spiele mit klaren visuellen Informationen anbieten:
  - Vorwiegend Primärfarben oder schwarz, weiß, rot
  - »Glow in the Dark« Materialien anbieten (Farben, die im Dunkeln leuchten)
  - Klare visuelle Formen und Strukturen (wie ein Feuerwehrauto oder ein Müllwagen)
  - Zahlen und Buchstaben (bieten zumeist klar abgegrenzte Muster)
  - Nur wenige Informationen, weniger »Wimmelbilder«
- Mithilfe von bunten Tüchern, Lupen, farbigen Scheiben und Taschenlampen Materialien spannender gestalten
- Eine ausdrucksstarke Mimik anbieten, mit deutlich ablesbaren Informationen und Emotionen, wie großen Augen, hochgezogene Augenbrauen, einen intensiv lachenden oder weinenden Mund
- Gegenstände und Karten in Bewegung bringen, *Tanzen lassen*, Gegenstände vor und zurückbewegen
- Das Kind in Bewegung bringen: Aufgaben bäuchlings auf einer Schaukel oder dem Pezziball anbieten – zusätzlich zu den körperlichen Impulsen wird die visuelle Information dabei intensiviert

- Gebärden (in Gesichtsnähe) anbieten: Die sich bewegenden Hände fordern auf, den Blick zu heben und ermöglichen das Anschauen des Gegenübers.
- Die visuelle Aufmerksamkeit des Kindes »einfangen« und den Blick lenken: Den Gegenstand nah vor die Augen des Kindes führen, es damit abholen und bis zu dem gewünschten Zielobjekt mitnehmen.
- Das Spielzeug mit einem geringen Abstand zum eigenen Gesicht präsentieren, so dass ein zeitgleiches oder zeitnahes Betrachten von beiden Punkten möglich ist
- »Ich sehe was, was du nicht siehst« oder andere visuelle Suchspiele: Suchen und ggf. Benennen von Objekten einer bestimmten Farbe (beim Spaziergang, auf dem Schulweg o. ä.)

Diese Materialien und Hilfen sollten auch älteren Personen aus dem Spektrum angeboten werden, wenn visuelle Informationen weiterhin nur unzureichend verarbeiten werden können. Die zum Teil sehr kleinkindhaft gestalteten Materialien und Spielangebote bieten deutliche und besondere Stimuli. Bücher, Zeitschriften, und Spiele aus dem *normalen* Alltag, wie zum Beispiel Fotos weisen oft wenig Kontraste auf, sind zurückhaltender gestaltet und haben somit nur einen geringen Aufforderungscharakter.

Bei Menschen aus dem Spektrum, die über gute visuelle Fähigkeiten verfügen, zeigt sich die besondere Wahrnehmung häufig in Bezug auf die jeweiligen Spezialinteressen. Favorisiert werden sich wiederholende Muster und es besteht ein Interesse an starken Kontrasten, klaren Konturen und auffälligen Formen, wie bei Straßenkarten, Flaggen, in der Astronomie, bei technische Zeichnungen, Briefmarken, aber auch bei Insekten und Dinosauriern. Das Wissen, welche visuellen Impulse die Aufmerksamkeit vermehrt bündeln, sollte bei der Planung der Alltagsgestaltung, bei Hilfestellungen und zur Schaffung von lebendigen Interaktionen Beachtung unbedingt finden.

> Mauri liebt seine Seifenblasen... Sie faszinieren ihn... Egal ob mit dem Riesenreifen, der Pistole oder zum Pusten. Er beobachtet wie sie in der Luft ihre Farbe verändern oder verlieren und sich langsam auflösen. Er teilt große Blasen durch Pusten in viele kleine. Mauri ist ein richtiger Künstler oder Architekt. Baut Gebilde und füllt kleine Blasen in eine bestehende Große. Beobachtet wie sie in den Himmel fliegen verrückt loswirbeln sobald sie über dem Haus sind und der Wind von oben übers Dach weht. Er schaut, wie sie schneller werden, verrückt im Kreis fliegen, tanzen, kurz vor einem Hindernis nochmal die Richtung ändern und dem Zerplatzen entgehen. Er hat festgestellt, dass die Blasen über dem Lagerfeuer (wenn sie etwas Abstand haben) plötzlich schnell aufsteigen und nach oben getrieben werden. Dass sie im Wasser oder auf gefrorenem Boden lange liegen bleiben. Er beobachtet wie sich die Farben

je nach Spiegelung verändern. Er liebt die Farbvielfalt... Er hat gesehen, dass die Blasen, wenn die Äste nass sind, durch diese hindurchgleiten und nicht so schnell platzen wie bei trockenen Ästen. Auch dass man die Blasen mit der Zunge fangen kann und sie dort liegen bleiben hat er erforscht. Hättet ihr das alles gewusst?! Ich ohne Mauri auch nicht. DANKE! (Salva Onorato A. über ihren Sohn, 14. Dezember 2021, Instagram-Post)

Der Spiegel

In der frühen kindlichen Entwicklung erkennt sich das Kind im Alter von 6 bis 18 Monaten selbst im Spiegel. Es erlebt, wie die eigenen Bewegungen dort sichtbar werden, identifiziert sich mit dem eigenen Spiegelbild und fördert somit auch die Selbstwahrnehmung.

Auch für Menschen mit Autismus kann der Blick in den Spiegel ein faszinierendes Erlebnis sein. Einige Betroffene favorisieren diesen sogar, da wie an einem Computer-Bildschirm hier keine ständige Scharfeinstellung durch unterschiedliche Entfernungen der Objekte erforderlich ist und das Beobachtbare befindet sich in einem vorgegebenen Rahmen. Andererseits kann der Blick in den Spiegel jedoch auch gezielt abgelehnt oder vermieden werden. Bedingt durch die fehlende Dreidimensionalität und damit verbundenen Verzerrungen durch Veränderungen des Blickwinkels kann er Schwindel, Verwirrung oder besondere Erregung auflösen. Auch unerwartete Spiegelungen in Schaufensterscheiben und glänzenden Oberflächen können diese Überforderung auslösen.

Der Spiegel bietet jedoch gute Möglichkeiten, die Selbstwahrnehmung sowie das Selbstbewusstsein zu stärken, und sollte deshalb zum Entdecken und zum Lernen genutzt werden. Zu Einstieg eignen sich spannende visuelle Reize, die auch im Spiegel nichts von ihrer Faszination verlieren: Spiele mit Blinkfunktion, Materialien, die im Dunkeln leuchten, eine Taschenlampe, aber auch funkelnder Schmuck, Brillen, Haarklammern und Gesichtsbemalungen (kontrastreiche und grafische Muster) eignen sich zur Lenkung der Aufmerksamkeit. Aber auch das Bewegen des Spiegels selbst kann für einige Kinder der Anstoß sein, doch noch einmal hinzuschauen.

> **Gegensätzliche Empfindungen, ein Fallbeispiel: Vivian, 5 Jahre, ASS**
> Die Mutter berichtet, dass Vivian von klein auf keinen Blickkontakt zeigte und als Säugling lieber aus dem Fenster schaute oder das Windspiel über dem Wickeltisch betrachtete. Auch heute sucht sie nur selten den Blick der Mutter und es sind nur wenige Spielzeuge, die Vivians (visuelle) Aufmerksamkeit über einen längeren Zeitraum fesseln. An manchen Tagen holt sie sich den Kreisel aus ihrer Spielkiste, an anderen Tagen

eine große Sanduhr oder ihre gläsernen Würfel. Dann wieder steht sie stundenlang am Fenster und beobachtet die vorbeifahrenden Fahrzeuge auf der Straße, bevorzugt die großen Lastwagen. Seit einigen Wochen interessiert sich Vivian jedoch für den großen Spiegel im Hausflur. Sie bleibt beim Hereinkommen stehen und geht ganz nah an ihr Spiegelbild heran, dann entfernt sich wieder. Dieses Spiel wiederholt sie mehrere Male. Auch im Badezimmer forderte sie die Mutter mit Gesten und Lauten auf, sie vor den dreiteiligen Spiegelschrank zu heben. Sie klappt die Türen dabei auf und zu und schaut interessiert auf die sich bewegenden und wechselnden Bilder.

Ein Erklärungsversuch: Vivian liebt intensive visuelle Stimuli, wie die Wechsel von Licht und Schatten sowie Bewegungen. Die starken Kontraste interessieren und beruhigen sie gleichermaßen. Die Fahrzeuge auf der Straße, der sich drehende Kreisel, der rieselnde Sand, aber seit neustem auch der Spiegel im Flur. Besonders wenn das Sonnenlicht in einem besonderen Winkel durch die Haustür scheint, entsteht dort ein spannendes Muster und mit jeder Bewegung von Vivian verändert sich dieses nochmals. Auch im Badezimmer werden durch den mehrteiligen Spiegel spannende (Licht-)Reflexionen sichtbar.

Ideen zur Hilfestellung: Im Handel gibt es Spiegel mit Sicherheitsglas oder aus Kunststoff. Diese können im Kinderzimmer in verschiedene Spiel- und Bewegungsangebote mit einbezogen werden. Convex-Spiegel, welche das Spiegelbild und die Umgebung verzerren, können das Interesse zusätzlich stärken. Eine Taschenlampe, ein Strobo-Deckenlicht oder auch ein Kaleidoskop könnten interessante Angebote für Vivian sein. Zweidimensionale für Vivian *langweilige* Bilderbücher könnten mit einer Lupe oder farbigen Glasscheiben spannender gestaltet werden. Vielleicht gibt es aber auch Bücher mit Glitzerelementen und glänzenden Oberflächen?

Laptop, Handy u. ä.

Beim Gebrauch von einem Laptop oder Handy ist der Abstand zum betrachteten Objekt, ähnlich wie beim Spiegel, konstant. Auch wenn unterschiedliche Dinge angeschaut werden, muss sich das Auge nicht bei jedem Wechsel neu einstellen. Zusätzlich sind die Kontraste auf einem Monitor zumeist stärker, die Farben intensiver. Schnelle Bewegungen können leichter verfolgt werden, die Kinder müssen dazu weder ihren Kopf noch den gesamten Körper drehen, das Geschehen bleibt im »Rahmen«. Dies erklärt, warum einige visuelle Fähigkeiten, die am Tablet sicher beherrscht werden, im realen Leben nicht mehr abrufbar sind. Das Erkennen und Zuordnen verschiedener Gegenstände in einem Computerspiel bedeutet nicht, dass das Kind dieses Wissen auch auf andere Situationen in seinem Alltag übertragen kann (Siehe auch Kapitel 5.3.10). Andererseits kann das Anbahnen von Fertigkeiten mit technischen Hilfsmitteln, besonders bedingt durch deren hohe Faszination, auch weiteres Wissen vermitteln sowie neue Lernbereiche eröffnen.

3.11 Fazit zu den Besonderheiten der Sinnessysteme

Das unterschiedliche Erleben in den einzelnen Wahrnehmungsauffälligkeiten zeigt die Individualität der Menschen mit Autismus. Trotzdem gibt es viele Gemeinsamkeiten. So weisen Betroffene, welche sprachlich und kognitiv über gute Fähigkeiten verfügen, zumeist in der auditiven und der visuellen Wahrnehmung besondere Stärken auf. Bei allen Betroffenen sind jedoch Defizite in der Körperwahrnehmung vorhanden. Bedingt durch die vielfältigen beschriebenen Auswirkungen dieser sollten Förderung, Hilfen im Alltag und Spielangebote immer auch körperliche Impulse mit einbeziehen. Unter Einbeziehung und aufbauend auf die individuellen Stimmingmethoden kann die Unterstützung der Kinder gelingen.

Zusätzlich zu den Besonderheiten in den einzelnen Sinnesbereichen ist jedoch auch das Zusammenspiel dieser stark beeinträchtigt.

4

Monowahrnehmung und komplexe Reizverabeitung

Der Alltag in einem Kindergarten, in der Schule, in der Straßenbahn oder im Supermarkt ist verbunden mit einer Vielzahl von Informationen. Diese Sinneseindrücke müssen dabei häufig zeitgleich oder zeitnah aufgenommen und miteinander verknüpft werden. Bedeutungstragende Merkmale sollten dabei fokussiert, unwichtige Informationen herausgefiltert werden, stets abgestimmt auf die aktuelle Situation. Um zu lernen, zu vergleichen, sich zu erinnern, um Handlungen zu planen oder auch für komplexe Tätigkeiten, müssen unterschiedliche Impulse immer wieder flexibel und spontan miteinander verknüpft werden.

Andererseits ist es in manchen Situationen notwendig, zum Beispiel beim Erlernen oder Durchführen von schwierigen Aufgaben, sich explizit auf diese eine Tätigkeit zu fokussieren. Dann sollten weitere, störende Impulse nicht oder kaum Beachtung finden. Die Entscheidung, welche Reize in den aktuellen Prozess mit einbezogen werden und welche nicht, muss stets angepasst an den jeweiligen Moment und an das individuelle Ziel erfolgen.

Im Alltag gibt es immer wieder Situationen, in denen dies nur unzureichend gelingt. So ist es möglich, dass man nach einem anstrengenden Tag ein Buch lesen möchte, aber das Gelesene nicht (mehr) aufnehmen kann. Man erkennt die Buchstaben, setzt sie zu Worten und Sätzen zusammen, erfasst jedoch nicht den Inhalt des Textes. Gelingt dies auch nach mehreren Versuchen nicht, legt man das Buch zur Seite und setzt die Leseeinheit ein anderes Mal fort.

4.1 Monowahrnehmung

Wenn Impulse oder Informationen aus den verschiedenen Sinnesbereichen nicht zeitnah verarbeitet oder miteinander verbunden werden können wird dies als Mono- oder fragmentierte Wahrnehmung bezeichnet. Dabei erfährt ein System eine besondere Aufmerksamkeit, die Informationen der anderen Wahrnehmungsbereiche werden dagegen nicht oder nur stark verzögert verarbeitet.

> Eine meiner Kompensationsstrategien, um mit den übermäßig vielen Reizen besser klarzukommen, ist es, nur über einen Sinneskanal wahrzunehmen. Ich bin ein visueller Typ, d.h. ich funktioniere hauptsächlich über das Sehen. Visuelle Reize können mich nicht so schnell überlasten. So kann ich besser funktionieren, und es gibt mir auch eine gewisse Sicherheit. Bin ich allerdings nur auf dem visuellen Kanal, dann führt das dazu, dass ich Töne und auch Sprache nicht mehr wahrnehme. (Vero, 2014, S. 105f.)

Auch bei Menschen ohne Autismus werden Reize in einigen Situationen ähnlich der Monowahrnehmung verarbeitet: Nach einem Unfall, einem Trauma oder anhaltender Anspannung, in Verbindung mit dem sympathischen Nervensystem und u.a. bedingt durch die Ausschüttung von Adrenalin, können Reize nicht mehr multimodal verarbeitet werden. Die Weiterleitung und Verarbeitung der einzelnen Impulse vollzieht sich zumeist schneller, aber ein Verbinden und Abgleichen, eine Beobachtung von außen, flexibles gut angepasstes Reagieren sind kaum oder nicht möglich. Auch die Impulskontrolle ist in Erregungssituationen vermindert, wir agieren häufig lauter, stärker, intensiver, vor allem im Zusammenhang mit starken Emotionen. Erst mit etwas Abstand, wenn der Körper sich wieder entspannt, sind komplexe Verarbeitungen von Informationen, gezielte und gut geplante Handlungen wieder möglich.

Menschen mit Autismus gelingt es in kaum einer Situation Reize gezielt zu selektieren, komplex zu verbinden und abzuspeichern und wenn, ist das mit großen Schwierigkeiten und einer besonderen Anstrengung verbunden. Dies betrifft die einseitige Verarbeitung und die Aufnahme von Reizen sowie auch folgende Handlungen. Dabei sind häufig zwei verschiedene Verarbeitungsmechanismen erkennbar: Einige Betroffene fokussieren konstant einen bevorzugten Reiz, andere scheinen ständig zwischen den unterschiedlichsten Impulsen und Aktivitäten zu wechseln. Welche Fokussierungsmöglichkeit aktuell zum Tragen kommt, kann sich je nach Impuls und aktuellem Befinden immer wieder verändern.

4.1.1 Reizkonstante Wahrnehmung

Bei der reizkonstanten Wahrnehmung steht ein einzelner, dem Kind besonders wichtiger Reiz im Fokus seiner Aufmerksamkeit. Dieser wird dabei besonders intensiv wahrgenommen. Das Kind betrachten zum Beispiel stundenlang fasziniert eine Murmel, dreht diese, hält sie abwechselnd ins Licht, führt diese dann wieder nah an seine Augen und bewegt sie von rechts nach links. Ein zeitgleiches Hören oder ein zwischenzeitliches Beobachten anderer Kinder und deren Spielideen ist nicht möglich.

> Diese Mono-Wahrnehmung wird von vielen autistischen Menschen genutzt und auch beschrieben. Es ist [...] eine sehr effektive Methode, um einer sensorischen Überlastung vorzubeugen, aber es hat auch diverse Nachteile. Einerseits gehen sehr viele Informationen, die über die restlichen, nun stillgelegten Sinneskanäle, hereinkommen, verloren bzw. werden nur bruchteilhaft aufgenommen [...] Also bedarf es eines regelmäßigen Umschaltens auf andere Kanäle bzw. auch des Zuschaltens mehrerer Kanäle. Dies kostet nicht nur jedes Mal Energie [...], sondern es braucht auch Zeit, ehe der Wechsel auf einen anderen Kanal erfolgt ist. (Vero, 2014, S.106)

Wenn das Kind sich über einen längeren Zeitraum auf eine einzige Tätigkeit konzentriert, sich von einem besonders wichtigen Reiz »fesseln« lässt, entwickelt es teilweise besondere Fähigkeiten: das hundertteilige Puzzle, der besondere Dreh beim Kreiseln, das Anschalten des Fernsehers etc. Mit scheinbarer Leichtigkeit werden einige Aufgaben bewältigt. Die intensive Fokussierung geht jedoch zu Lasten der Aufnahme von anderen, ebenfalls wichtigen Informationen, welche infolgedessen nicht wahrgenommen bzw. verarbeitet werden.

In einigen Situationen gelingt dem Kind der Fokuswechsel auf ein anderes Spiel oder eine andere Person. Dann jedoch ist die vorherige Tätigkeit vergessen und seine gesamte Aufmerksamkeit richtet sich auf den neuen

Fokus. Eine Verbindung beider Blickpunkte gelingt nicht. Materialien und Impulse, welche für das Kind nicht ausreichend reizvoll oder mit positiven Empfindungen gekoppelt sind, werden »übersehen« oder »überhört« und führen zu keiner entsprechenden Reaktion. Oft entsteht der Verdacht einer organisch bedingten Schwerhörigkeit oder einer Sehschwäche, welcher nach einem entsprechenden Arztbesuch wieder ausgeschlossen werden kann.

> **Achtung!** Bedingt durch die Monowahrnehmung können im Alltag besondere Gefahrensituationen auftreten: Wenn das Kind einem Ball hinterherläuft, sieht es nicht das herannahende Auto, hört nicht die warnende Stimme der Mutter, erkennt nicht das aufgeregte Winken seiner Freunde. Das Kind ist ausschließlich auf den Ball fokussiert, dem es unmittelbar hinterherläuft.

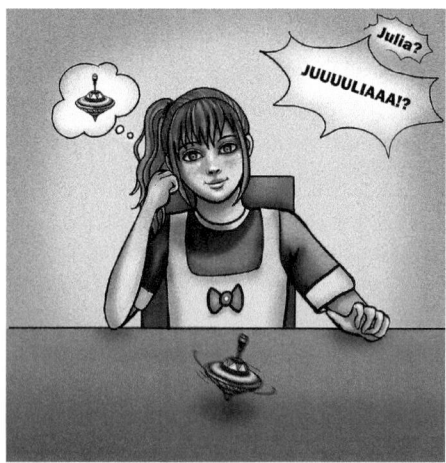

Abb. 4.1: Das Kind betrachtet konzentriert und fasziniert einen Kreisel. Es hört dabei nicht die Stimme der Mutter und nimmt auch die mehrmalige Aufforderung sich für den Kindergarten anzuziehen, nicht wahr.

4.1.2 Reizoffene Wahrnehmung

Im Gegensatz zur reizkonstanten Wahrnehmung steht die Beobachtung, dass Betroffene nicht bei einem Reiz verweilen, sondern unmittelbar von einem Impuls zum nächsten wechseln. In einem Augenblick schauen sie etwas an, dann wenden sie sich einem Geräusch zu, um im nächsten Moment etwas anderes anzufassen. Die schnell hintereinander folgenden Handlungen wirken unkoordiniert und sprunghaft. Dabei werden jegliche Informationen ungefiltert und ohne Wertung aufgenommen. Alle Reize sind scheinbar gleich wichtig und der einzelne Reiz erfährt dabei nur eine sehr geringe Aufmerksamkeit. Die Kinder nehmen eine Vielzahl von Impulsen auf, verknüpfen diese aber nicht zu einem Gesamtbild. So wird das Gesehene nicht mit einem Wort verbunden, eine Geste nicht mit dem Klang einer Stimme. Die zahlreichen zeitgleichen, wie auch zeitnahen Impulse verwirren, führen zu einer Überlastung und es kommt folgend zu einem Overload oder Meltdown.

4.1.3 Lernen mit Autismus

Eine isolierte Reizverarbeitung, egal ob reizkonstant oder reizoffen, verhindert einen lebendigen Austausch mit der Umwelt und mit einem Gegenüber, vielfältiges und flexibles Lernen sowie Lernen durch Beobachtung sind kaum möglich. Zudem kann bereits vorhandenes Wissen nicht flexibel angewandt werden und auch Erweiterungen dessen fallen schwer. Einigen Kindern gelingt es, sich in bestimmten Interessenbereichen, wie bei Dinosauriern, der Astronomie, physikalischen oder mechanischen Abläufen ein »Spezialgebiet« zu erarbeiten. Für diesen besonderen Bereich gelingen dann sogar Verknüpfungen und teilweise sind komplexere Handlungen, auch Rollenspiele, in diesem ausgesuchten Bereich möglich. Es beansprucht jedoch ein hohes Maß an Konzentration, ein besonders starkes Zentrieren der Aufmerksamkeit, so dass andere, nicht so interessante oder nur schwer zu bewältigende Bereiche folgend keine Beachtung mehr erfahren und die Entwicklung hier stagniert.

4.1.4 Aktive, multimodale Handlungen

Die eingeschränkten Fähigkeiten bezüglich des Wechsels der Aufmerksamkeit sowie der Kombination verschiedener Bereiche zeigen sich nicht nur bei der Aufnahme von Informationen, wie dem Hören, Sehen, Riechen, Schmecken und Fühlen, sondern auch bei der Planung und Initiierung aktiver Handlungen. So sind bei einem kurzen Gespräch, bei dem Befolgen und dem Durchführen von Arbeitsanweisungen, beim Planen und Strukturieren von Aufgaben vielfältige Wechsel notwendig. Aber auch innerhalb der verschiedenen motorischen Aktivitäten und bei der Abstimmung von Sensorik und Motorik sind Zusammenspiel und Austausch notwendig. Die Monowahrnehmung erschwert zudem die Wechsel zwischen Passivität und Aktivität, Abwarten oder Reagieren auf bestimmte Situationen.

Die tiefgreifenden Beeinträchtigungen, bedingt durch die isolierte Reizverarbeitung, zeigen sich besonders in der zwischenmenschlichen Kommunikation, dem Beziehungsaufbau wie auch dessen Erhalt: Anschauen, Mimik erkennen, den Blick erwidern, sich miteinander freuen, sich austauschen, Wünsche äußern und Empfindungen mitteilen. Scheinbar einfache Aktivitäten können oft nur unzureichend ausgeführt werden. Bei genauerer Betrachtung zeigt sich, dass viele Alltagssituationen, besonders im Hinblick auf Interaktion, multimodale Verarbeitungsfähigkeiten und Verknüpfungen erfordern.

Beispiel: Begrüßung mit Handschlag:

- Anschauen des Gegenübers
- Auf den Anderen zugehen
- Dem Anderen die Hand reichen
- Den Händedruck aufeinander abstimmen
- Den Anderen anschauen
- Ein leichtes Lächeln
- Mit dem Kopf nicken
- »Guten Tag« sagen (Wortabruf, Stimmgebung und Artikulation)
- Hören, was der Andere sagt

Entsprechende Situationen werden von den Betroffenen häufig vermieden, verweigert oder die einzelnen Handlungsabläufe erfolgen zeitversetzt hintereinander. So werden zum Beispiel erst die Worte »Guten Tag« geäußert, der Blick ist dabei aber zur Seite gerichtet, anschließend folgt ein leichtes Nicken mit dem Kopf und teilweise nochmals verzögert ist ein kurzer Blickkontakt beobachtbar.

> Das Wechselspiel zwischen emotionaler Erregung und Gedächtnisleistung ist allen Menschen aus dem Alltag bekannt: In Prüfungen und anderen Stresssituationen sind Emotionen vielleicht hilfreich, vielleicht blockieren sie aber auch den Zugang zur Erinnerung. Erlebnisse, die mit starker Angst einhergehen, brennen sich unauslöschlich in unser Gedächtnis. Angst verhindert darüber hinaus die Verknüpfung von Lernstoff mit bekanntem Wissen und macht die Anwendung von erlerntem Wissen schwieriger. (Rosenkötter, 2021, S. 202)

In Momenten starker Erregung potenzieren sich die beschriebenen Prozesse bezüglich der Monowahrnehmung nochmals. So ist der Abruf von bis dahin gefestigten Fähigkeiten und bereits erlernten Wechseln in Stresssituationen ebenfalls nicht mehr abrufbar. Auch Hilfen und Unterstützungen, welche vorher zum Teil noch möglich waren, scheitern. Erst mit ausreichender Regulation und einer geringeren Anspannung können die Betroffenen wieder auf bisher Erlerntes zugreifen.

4.2 Komplexe Wahrnehmungsverarbeitung ermöglichen

Mit dem Wissen um die Schwierigkeiten der komplexen Reizverarbeitung und deren Auswirkungen auf viele Alltagssituationen können die (Beziehungs-)Angebote der Eltern und BetreuerInnen gezielter erfolgen:

Reizkonstante Kinder benötigen Impulse, um ihre Aufmerksamkeit auch neuen Dingen zuzuwenden und sich zeitweise von dem zu lösen, das sie gerade fokussieren. *Reizoffene* Kinder benötigen Angebote, die ihre Aufmerksamkeit über einen längeren Zeitraum bündeln, um somit bedeutungstragende Informationen erhalten und abspeichern zu können.

Die gezielte Lenkung der Aufmerksamkeit verbessert dabei die Fähigkeit der Reizselektion. Damit werden Impulse entweder vordergründig, andere gleichwertig oder auch als unwichtig eingeordnet und gegebenenfalls ausgeblendet. Je nachdem wie es die aktuelle Situation erfordert, müssen verschiedene Impulse miteinander verbunden und innerhalb sowie übergreifend zu den unterschiedlichen Sinnesbereichen verknüpft werden.

Um den Kinder zum Beispiel die bereits beschriebene oft verwirrende Begrüßung zu erleichtern könnte ein *High-Five* angebahnt werden. Die meisten Kinder lieben die effektvolle Bewegung, den starken Druck auf ihrer Handfläche, dem Handgelenk und dazu ein lautes effektvolles Geräusch. Wenn diese Bewegung alleine (noch) nicht möglich ist, kann die Hand des Kindes aktiv und schwungvoll auf die andere Hand geführt werden. Wenn es gelingt, die Aufmerksamkeit positiv zu lenken und das Kind beginnt von sich aus Wiederholungen einzufordern, ist vielleicht auch die zeitgleiche Stimmgebung in dieser Situation möglich. Dazu wird die Aktivität mit einem einfachen Laut oder Ton gekoppelt (»Hi« oder »Chuck«). Große Augen, das Hochziehen der Augenbrauen und ein ausdrucksstarkes Lächeln bieten starke visuelle Reize, mit denen vielleicht auch Blickkontakt gelingen kann. Das *Begrüßen mit Abklatschen* kann so Schritt für Schritt zu einer komplexeren Handlung ausgebaut werden. Es wird eventuell sogar zu einer bevorzugten Aktivität des Kindes und es beginnt von sich aus auch andere Personen mit Begeisterung zu begrüßen.

Gegensätzliche Empfindungen, ein Fallbeispiel: Adrian, 6 Jahre, ASS
»Eigentlich« kann Adrian sprechen, er äußert verschiedene Worte und Sätze, zumeist, wenn er alleine in seinem Zimmer spielt. Manchmal gelingt es ihm im Alltag, auf eine gestellte Frage etwas zu erwidern, zumeist nur ein einzelnes Wort, eine bestimmte Phrase oder er wiederholt die gesamte Äußerung noch einmal. Ein sprachlicher Austausch findet im Alltag kaum statt. Wenn Adrian beispielsweise auf dem Weg in den Kindergarten etwas sieht, was ihn interessiert, bleibt er stehen und schaut. Erst später, manchmal erst im Kindergarten, ruft er »Ein Bagger!«. Die anderen Kinder und ErzieherInnen haben seine Besonderheiten mittlerweile akzeptiert, aber verständlicherweise kann sich aus diesen, scheinbar sinnlosen Kommentaren kein Dialog entwickeln. Der Vater berichtet, dass es auch beim Autofahren vorkommt, dass Adrian ruft »Die Ampel ist rot!« obwohl gerade keine zu sehen ist. Manchmal gelingt es dem Vater noch einen Bezug herzustellen, zu etwas, dass einige Minuten zuvor sichtbar war. Aber zumeist antwortet er resigniert, dass hier doch keine Ampel zusehen ist oder er sagt einfach »Ja, toll«.

Wenn Adrian alleine in seinem Zimmer ist und er mit seinem Baukasten komplexe Modelle baut, ist Sprache sein ständiger Begleiter. Er murmelt ununterbrochen vor sich hin, dann wieder kommentiert er passend (!) seine eigenen Handlungen: »Da ist ein Träger«, »Hier ist die Schraube« und ähnliches. Wenn sein Vater hinzukommt und ihn fragt, was er gerade baut, folgt jedoch keine Antwort. Adrian schaut nur kurz zur Seite und wendet sich dann wieder seinem Spiel zu. Bei genauem Hinschauen zeigt sich, dass Adrians körperliche Anspannung gerade leicht angestiegen ist.

Ein Erklärungsversuch: Adrian zeigt in vielen Einzelbereichen gute Fähigkeiten, visuell, auditiv, sensorisch wie auch motorisch. Wenn er alleine in seinem Zimmer ist, gelingt es ihm, einige dieser Bereiche vielseitig miteinander zu verknüpfen. Er beschreibt seine Tätigkeit, dabei gelingen ihm Wortabruf, Stimmgebung, Laut-, Wort- sowie Satzbildung. Zeitgleich schaut er auf seine Hände, bewegt diese, greift damit und setzt Dinge zusammen. Er hat einen Plan in seinem Kopf, was er bauen möchte und in welcher Folge er die Einzelteile dafür zusammensetzen muss.

Die Kommunikation auf der Straße, im Kindergarten oder im Austausch mit seinem Vater ist deutlich komplexer. Hier muss Adrian weitere Bereiche miteinander verknüpfen: die Bewegung seiner Beine beim Laufen, das Anschauen des Gegenübers und das Befinden oder Anliegen des KommunikationspartnerIn. Zusätzlich kommen weitere Störreize oder spannende Ablenker hinzu und auch der zeitliche Ablauf ist weniger beeinflussbar und häufig schneller. Wenn Adrians für eine Antwort im Kindergarten zehn oder zwanzig Sekunden benötigt, ist der Austausch zumeist bereits abgebrochen, das andere Kind hat sich bereits etwas anderem zugewandt. Adrian erlebt immer wieder, dass Interaktion und besonders der sprachliche Austausch zu Missverständnissen, Enttäuschungen und Frustrationen führt. Mittlerweile vermeidet er entsprechende Situationen gezielt oder wendet sich bei der ersten Unsicherheit ab.

Ideen zur Hilfestellung: Spielerisch sollten sprachliche Aufgaben in den Alltag mit einfließen. Wenn Adrian beim Spazierengehen etwas beobachtet, könnte dies, initiiert von den Begleitpersonen, zeitnah kommentiert werden. Mit viel Klang und einer besonderen Betonung um ihm den Abruf zu erleichtern: »Wow, so ein großer Bagger! Schau Adrian, ein toller Bagger!« Auch bei der Autofahrt, beim Anhalten an einer Kreuzung, kann dies eine Möglichkeit zur Sprachanregung sein: »Rot, die Ampel ist rot! Rot, rot, rot«, vielleicht auch in Form eines kleinen Liedes.

Die Eltern könnten zuhause Spielsituationen gezielt anbieten und diese sprachlich begleiten, dabei sollten die Laute und Worte spannend wie auch leicht abrufbar sein. Wenn der Vater mit Adrian zusammen etwas baut, darf dabei jede festgezogene Schraube kommentiert werden: »Und zu!«. Um dabei aufkommender Spannung und Unsicherheiten engegenzuwirken, wird das Spiel immer wieder Mithilfe entspannender körperlicher Impulse unterstützt. Im Hintergrund ist vielleicht die Lieblingsmusik von Adrian zu hören, zu welcher er sich leicht bewegt, oder das Spiel wird öfters durch ein Strecken der Arme und Beine oder weiteren raumgreifenden Bewegungen unterbrochen.

Damit das Koppeln der Wahrnehmungsbereiche und der verschiedenen Modalitäten nicht zu einer Überforderung der Kinder führt, orientiert sich die Auswahl der einzelnen Bausteine stets an den Wahrnehmungsbesonderheiten und den damit verbundenen Vorlieben der Kinder. Gemeinsame Freude und positives Erleben sind Voraussetzung und gleichzeitiges Ziel, damit Begegnung, lebendiger Austausch und vielfältige Entwicklungen möglich sind. Besonders mit dem Verständnis, der Bedeutung und der gezielten

Anwendung von begleitenden, körperlichen Stimulationen (Stimming) kann es gelingen, die (Über-)Erregung der Kinder stetig zu verringern, den Alltag ausgeglichen und mit mehr Wohlspannung zu gestalten und so langfristig auch eine komplexere Verarbeitung von Informationen zu ermöglichen.

Die folgenden Beschreibungen und Hilfestellungen für die Alltagsgestaltung mit einem Kind mit Autismus sollen dazu vielfältige Anregungen geben. Die Auswahl und die Hilfen erfolgen, je nach Beeinträchtigung und aktueller Situation, zusätzlich zu weiteren Therapie und Förderangeboten.

5

Den Alltag gestalten

Der Alltag und das tägliche Miteinander stellen Betroffene, ihre Familien und Begleitende vor viele Herausforderungen. Die teils besonderen Fähigkeiten, die Defizite und die Herausforderungen sind individuell sehr unterschiedlich und verändern sich im Tagesverlauf sowie über Monate und Jahre immer wieder. Einigen Menschen aus dem Spektrum gelingt es, sich mit ihren Stärken und Mechanismen in einer teils reizvollen und unvorhersehbaren Umgebung zurecht zu finden, eventuell Freundschaften zu knüpfen, eine eigene Familie zu gründen, und ihren Alltag selbstbestimmt zu meistern.

Verschiedene Berichte und Entwicklungsverläufe, vorwiegend bei Betroffenen mit besonders starken Wahrnehmungsbesonderheiten, weisen jedoch daraufhin, dass sich die Schwierigkeiten mit den Jahren verstärken. Auch Erwachsene, welche sich über viele Jahre gut integriert haben, benötigen im Alter zunehmend mehr Energie zur Aufrechterhaltung des Status quo. Bedingt durch äußere Einflüsse, wie Veränderungen im familiären und beruflichen Umfeld, zunehmende Ansprüche der Umwelt oder auch durch Alterungsprozesse kann das Erregungspotential im Körper nochmals ansteigen (▶ Kap. 1.3.2) und dazu führen, dass sich Wahrnehmungsbesonderheiten weiter manifestieren. Die Betroffen zeigen (erneut) verstärkte Fokussierungen auf ausgewählte Objekte bzw. Handlungen, wie stundenlanges Versinken in Computerspielen, monotones Hin- und Herwiegen oder auch selbstverletzendes Verhalten. Ein weiter verringertes Körperempfinden, die Vermeidung von »Störreizen« sowie eine geringere Flexibilität im Alltag führen dazu, dass erworbene Interaktions- und soziale Kompetenzen nicht mehr abrufbar sind. Ein einseitiger Schutz vor Reizüberflutung führt folgend zu weiterer Isolierung und verringert die Möglichkeit zur Hilfestellung von außen. Der ständig aufgesuchte Schutzraum in der Schule oder in der Betreuung, ein stunden- oder auch tagelanges Verharren im eigenen (Kinder-)Zimmer, der selbstgewählte Ausschluss von verschiedenen Gemeinschaftsaktivitäten zeigen diese negative Entwicklung eindrücklich. Wenn es den Menschen mit Autismus möglich werden soll, auch langfristig ihren Alltag selbstbestimmt und selbstbewusst zu erleben, benötigen sie individuelle Interaktions-, Lern- und Spielangebote, ausreichend Möglichkeit zur Regulation der Körperspannung, der Verbesserung der Körperwahrnehmung und folgend des Selbstbewusstseins – auch im Austausch und mit der Unterstützung eines Gegenübers.

> An der Haustür hängt ein Zettel mit der Aufschrift »Fragen, die man Leo stellen kann.« Seine Mutter stellte diese Liste zusammen: »Wie heißt du? Wie heißt deine große Schwester? Wo wohnst du?« Dies dient zwei verschiedenen Zwecken: Schüchterne Besucher sollen ermutigt werden, ihren Sohn anzusprechen und Leo soll besser lernen, Dinge sprachlich auszudrücken, die er weiß und kennt, aber nicht immer kundtun kann. [...] Wenn Leo gut drauf ist bricht er in lauten Scatgesang aus und erfindet dabei kurze Melodien. (Silberman, 2016, S. 58)

5.1 Alltagssituationen unterstützen, verändern und Neues anbahnen

Ganz alltägliche Dinge wie Schlafen, Hygiene, Anziehen und Nahrungsaufnahme benötigen zu Beginn der kindlichen Entwicklung eine aktive Unterstützung durch die Eltern. Im weiteren Verlauf werden Kinder ohne Beeinträchtigung selbstständiger und selbstbestimmter, die Belastungen der Eltern in diesen Bereichen werden geringer. Beim Lernen oder dem Erwerb von neuen Aktivitäten unterstützen sie ihre Kinder jedoch weiterhin: Sie erklären und zeigen, sie muntern auf und beruhigen. Je älter das Kind wird, um so mehr erfolgen die Hilfen vorwiegend sprachlich, wie »Beruhige dich«, »Pass (besser) auf!«, »Schau dort hin!«, »Du schaffst das!«, unterstützt mit Zeigegesten oder Blicken.

Kindern mit Autismus benötigen in der Primärversorgung sowie in fast allen Alltagsabläufen häufig jahrelang umfassende Hilfen. Zudem benötigen diese Situationen deutlich mehr Zeit und Aufmerksamkeit, sind häufig mit Unmut verbunden und eskalieren zum Teil in Form von körperlichen Machtkämpfen. Besonders, wenn neue Aufgaben und Entwicklungsschritte anstehen, führt das Festhalten der Betroffenen an den gewohnten Abläufen zu einer weiteren Belastung. Ungeplante Ereignisse und Veränderungen erschweren den Alltag zusätzlich.

Damit Alltagssituationen unterstützt, verändert oder neu angebahnt werden können, muss einerseits die Lenkung der Aufmerksamkeit auf einen positiven Bestandteil dieser gelingen, andererseits muss es möglich sein, die Spannung im Körper situational anzupassen. Verbale Äußerungen oder auch Zeigegesten sind zumeist wenig hilfreich, Kinder mit Autismus benötigen spezifischere körperliche Hilfen für den jeweiligen Tätigkeits-/Lernbereich. In vielen Situationen bietet zum Beispiel ein fester »Halt« an den Armen oder am Rücken des Kindes eine notwendige Rückmeldung über den eigenen Körper. Ein festes Umfassen oder Vibrationen helfen, sich auf die jeweilige Situation zu konzentrieren, diese besser wahrzunehmen und somit zu tolerieren. So können beim Anziehen, bei der Körperhygiene, beim Essen und Trinken intensive Impulse helfen, weniger spezifische und somit verwirrende Reize (er-)tragbar zu gestalten. Dabei soll das Halten des Kindes nicht ein Weglaufen oder Abwehr verhindern, sondern es soll ein positives Spüren möglich sein.

Das Gehirn lernt und festigt Informationen durch Wiederholungen, deshalb lieben es viele Kinder, den gleichen Film immer wieder anzuschauen oder das *Kniereiterspiel* erneut zu beginnen. Bieten Sie deshalb die in diesem Kapitel beschriebenen (körperlichen) Hilfen und Angebote wiederkehrend an, variieren sie diese je nach individuellen Möglichkeiten und auch je nach Tagesform des Kindes. So erlebt es, dass anfangs schwierigere Aufgaben bewältigbar sind und vielleicht werden einige der Aktivitäten und Hilfen zu einem vertrauten Begleiter für die nächsten Monate oder Jahre. Auch ein zeitlich verzögerter Ablauf von Tätigkeiten kann durch häufige Wiederholungen und tatkräftiges Begleiten flüssiger und somit leichter in den Alltag integriert werden.

> Ein wesentliches Ziel der Behandlung ist immer den Inner Drive des Kindes zu wecken. Dies wird möglich, indem Situationen provoziert werden, in denen das Kind Erfahrungen macht, auf die es sinnvoll reagieren kann. [...] Spaß ist für alle Lernsi-

tuationen ein sehr guter Garant, denn wenn wir Spaß haben, sind wir in einer guten Körperspannung, wach und sehr aufmerksam. An Dinge, die wir spaßvoll erleben, erinnern wir uns bedeutend besser als an andere. (Kurtenbach, 2015, S. 19f.)

Eine weitere Herausforderung im Alltag sind notwendige Wechsel: das Unterbrechen des Lieblingsspieles, das Verlassen des Kindergartens oder auch die Abgabe des Einkaufkorbes im Supermarkt. Viele Eltern machen täglich die Erfahrung, dass Äußerungen, wie »Jetzt nicht« oder »Du hörst damit nun auf« kaum greifen. So streichen sie in der Tagesplanung den Spielplatzbesuch, da das anschließende Verlassen stets mit einem Machtkampf endet. Die Monowahrnehmung der Kinder führt dazu, dass sie sich nicht von ihrer bevorzugten Beschäftigung lösen können. Je mehr die Situation eskaliert, um so schwieriger wird der Fokuswechsel. Zudem ist das neue Angebot häufig nicht interessant oder sogar unangenehm, wie das Anschnallen im Auto oder im Buggy, dass An-die-Hand-nehmen auf dem Heimweg. Damit der Wechsel jedoch gelingt, benötigt das Kind eine ausreichend interessante Alternative! Das Neue muss dem Kind einen postiven Stimulus bieten. So könnte das Anschnallen mit viel Abklopfen, Abstreichen, Druck und Bewegungsangeboten für die Arme oder Beine und der Heimweg mit Engelchen flieg oder abwechselndem Hüpfen gestaltet werden. Ein mitgeführtes Eispad oder ein anderer Stimulus aus dem Notfallkoffer könnten ebenfalls frühzeitig zum Einsatz kommen, um die Lenkung der Aufmerksamkeit positiv und mit weniger Aufregung zu gestalten.

Wenn das positive Entdecken von Neuem möglich wird, ein Umlenken von Belastendem oder Verletzendem, ein zunehmendes Ausprobieren und Auswählen gelingt, kann dies die Lebensqualität der Familie und des gesamten Umfeldes verbessern. Vor allem aber ermöglichen die angepassten Berührungen, die geführten, gemeinsamen Abläufe den Kindern, ihrem Gegenüber zu begegnen und Beziehung positiv zu erleben

5.2 Der Tagesablauf

Eltern und BetreuerInnen sollten sich zu Beginn überlegen, welche Abläufe sich besonders schwierig gestalten, welche Ressourcen vorhanden sind und welche Veränderungen und Entwicklungsschritte in den nächsten Wochen und Monaten wünschenswert sind – stets angepasst an die individuelle und aktuelle Situation, vor allem aber an die Reaktionen des Kindes.

5.2.1 Schlafen

Im Schlaf werden Erlebtes wie auch neue Erfahrungen verarbeitet. Dies ist besonders bei Kleinkindern der Fall, die zu Beginn eine Vielzahl von neuen Informationen verarbeiten müssen. Das Ein- und Durchschlafen ist deshalb an vielen Tagen nur schwer möglich und es werden Zeit, Muße, Rituale, aber auch die Reifung verschiedener Entwicklungsprozesse benötigt, bis dies gelingt.

Auch Eltern von Kindern mit Autismus berichten, dass ihre Kinder oft schlecht einschlafen, häufig aufwachen und dann nur schwer wieder zur Ruhe kommen, besonders nach aufregenden Tagen oder Situationen. Der fehlende Schlaf, aber besonders die Belastung, wenn das Kind stundenlang schreit, die Angst, dass wachsame Nachbarn die Polizei rufen, da *so etwas nicht normal sein kann*, kosten den Familien viel Kraft. In dem Bestreben, Eskalationen beim Zubettgehen zu vermeiden, ist die Erregbarkeit der Eltern teilweise schon im Vorfeld erhöht und führt unweigerlich zu weiterer Anspannung. Familien entwickeln oft eine Vielzahl von Einschlafritualen, welche einerseits zwar hilfreich sind, aber auch zusätzlich belasten, da mehrere verschiedenste Handlungen und Voraussetzungen erfüllt sein müssen, bis das Kind endlich im Bett liegt.

Um das Stresspotential zu mindern und somit auch einen ausreichenden Schlaf zu ermöglichen, sollten bereits im Tagesverlauf vielfältige ganz-körperliche Hilfen und Stimulationen angeboten werden, sodass das »Ausgangs-Erregungspotential« am Abend von vorneherein geringer ist. Weitere Hilfen vor dem Zubettgehen könnten ein warmes oder kühles Bad sein oder ein Föhn, der verschiedene Körperregionen, je nach Bedarf mit warmer oder auch kalter Luft stimuliert. Körpermassagen, wie *Pizza-backen*, mit deutlichen Informationen (ein fester Druck mit einer großen Kontaktfläche), eine Klangschale, welche auf den Körper gelegt wird, aber auch das Abspielen der Lieblingsmusik kann beruhigen. Das Zudecken selbst kann ebenfalls in Form eines besonderen Rituals erfolgen, indem die Bettdecke fest über den Körper gezogen und das Kind wie ein Paket eingeschlagen wird. Die Wahl der Matratze und der Bettumrandung kann entscheidend sein, ob das Kind entspannt ein- und später durchschlafen kann. Eine besonders feste Unterlage oder ein zusätzlicher Spalt an der Wand geben wichtige Rückmeldung über den eigenen Körper (▶ Kap. 3.2). Auch Kälte bietet eine starke Information; Kühlpads, Kühldecken oder ein Leder-Sofakissen unterstützen den Schlaf der Kinder. Je nach Körperempfinden sind auch Gewichtskissen oder -decken für das Kind hilfreich. »Elja-Gewichtstiere« verfügen neben ihrem Gewicht zusätzlich noch über Beine oder Pfoten zum Umfassen, Perlen zum Fühlen und einem ausdrucksstarken Gesicht. Einige Eltern berichten, dass eine »Nadeldecke« im Bett oder bereitliegende Materialien zur taktilen Stimulation, wie ein »Taschenvibrator«, der Igelball oder eine Bürste, Erregung verringern und die Kinder auch nach kurzen Aufwachphasen wieder leichter einschlafen. Andere bevorzugen besonders weiche, teils wollige Kuscheltiere, Decken oder Kissen. Relaxierende Aromen, mithilfe eines Duftkissen oder Luftzerstäubers aufgenommen, unterstützen die Entspannung auch während des Schlafes.

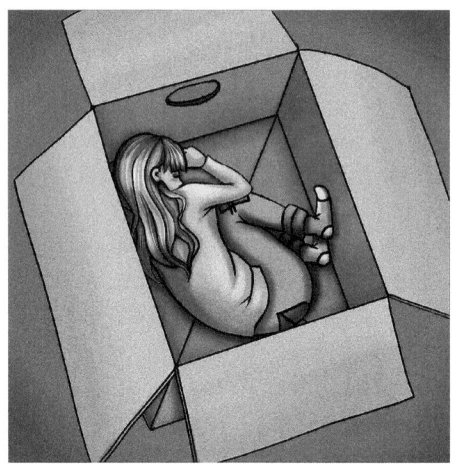

Abb. 5.1: Ein weiches Bett bietet für viele Kinder nur geringe Rückmeldungen über den eigenen Körper. Sie bevorzugen den Fußboden, wenn möglich einen Spalt zwischen Bett und Wand oder verkriechen sich zum Schlafen in eine Kiste.

5.2.2 Essen und Trinken

Das gemeinsame Essen ist für viele Familien eine Möglichkeit, Zeit miteinander zu verbringen; zusammen Essen bedeutet Genuss und somit Lebensqualität. Für Familien mit Kindern aus dem Autismus-Spektrum ist dies jedoch kaum vorstellbar. Ein freudvolles Zusammensein am Tisch ist selten möglich, die Essenssituation ist oft ein extrem belastender Punkt im Tagesablauf. Schon vor Beginn der Mahlzeit gelingt es dem Kind oft nicht zu warten, bis alle sitzen. Es möchte unmittelbar beginnen, die Anspannung steigt.

> Du hast ja keine Ahnung, wie schwierig das Essen ist, wenn Hände ohne Gefühl sind und die Geschmacksnerven außer Gefecht sind. Ich schmecke dann nichts, stopfe

nur das Essen in mich rein. Manchmal spüre ich nicht einmal, ob ich satt bin oder nicht. (Zöller, 1996)

Aber auch das Essen selbst ist durch die vielen unterschiedlichen Informationen, die benötigten Fähigkeiten und besonders die Kombination dieser eine große Herausforderung für die Kinder: Riechen, Schmecken und Spüren der Lebensmittel, mit unterschiedlichen Stimuli in Bezug auf Oberfläche und Konsistenz. Zusätzlich die Koordination der am Kauen und Schlucken beteiligten Muskulatur (Lippen, Zunge, Kiefer und Kehlkopf), zumeist in Form der Hyper- sowie der Hyposensibilität, führt zu einer Überforderung der Betroffenen. Menschen mit Autismus nehmen deshalb oft nur einige wenige und zudem sehr ausgewählte Dinge zu sich. Viele Eltern sorgen sich, dass die starke Selektion von Lebensmitteln zu einer Mangel- oder Fehlernährung führt, da die Versorgung mit Mineralien, Spurenelementen und Vitaminen nicht ausreichend ist. Viel Weiches, mit wenig Kauen zu schluckendes Fast-Food und Süßspeisen haben zudem einen hohen Zuckeranteil und schädigen den Zahnschmelz. Eine ausgewogene Ernährung ist selten möglich. Hunger und Durst werden, bedingt durch die eingeschränkte viszerale Wahrnehmung, ebenfalls kaum gespürt und sind somit keine Motivation zum Essen oder aber führen im Gegenteil zu einem übermäßigem »Stopfen« der Nahrung, welches zu weiteren Schwierigkeiten führt. An besonders stressbelastenden Tagen verändert der Anstieg des Adrenalins auch die Wahrnehmungsauffälligkeiten des gesamten Mundraumes nochmals, so dass sich die beschriebenen Schwierigkeiten potenzieren.

Die hohe Anspannung zeigt sich durch vermehrte Unruhe und Autostimulationen während der Essensituation: Die Kinder »zappeln« auf ihrem Stuhl herum, treten mit den Füßen, klopfen mit Gegenständen auf den Tisch oder werfen diese auf den Boden. Sie tönen, schreien oder springen nach wenigen Bissen auf und laufen aufgeregt durch die Wohnung – was ihnen zumeist verboten wird! Dabei ist das »Weglaufen« in dieser Situation nicht Teil eines Autonomie- oder Trotzverhaltens, sondern eine gezielte Strategie, um die erhöhte Anspannung im Körper abzubauen und eine Möglichkeit, den verwirrenden Impulsen zu entgehen.

Jedes Gericht und jedes Nahrungsmittel hat seinen eigenen speziellen Geschmack, seine eigene Farbe und Form. Gewöhnlich sind es diese Unterschiede, die das Essen zu einem Vergnügen machen, aber für einige Autisten haben nur Nahrungsmittel, die sie schon kennen, überhaupt Geschmack, alles andere ist für sie so verlockend wir das »Spielzeugessen«, das man als kleines Kind im Puppenhaus serviert [...] Aber könnt ihr euch nicht vorstellen, dass sie einfach mehr Zeit als andere brauchen, um unbekannte Speisen und Lebensmittel kennen und schätzen zu lernen? (Higashida, 2018, S. 77)

Da das Essen für viele eine nur schwer zu bewältigende Situation ist, bedarf es umfangreicher Unterstützungen. Vielfältige Stimulationen im Mund- und Gesichtsbereich können langfristig die Verarbeitung der am Essen beteiligten Reize und der Abruf motorischer Abläufe verbessern. Zusätzlich kann in der aktuellen Situation die positive Aufmerksamkeit und somit auch die Sensibilität für diesen Bereich erhöht werden. So kann ein Genuss bei der Nahrungsaufnahme möglich werden und die Abwehr, bedingt durch nicht ausreichende gespürte Informationen, nimmt ab. Spezifische Hilfen bezüglich der Auffälligkeiten der gustatorischen (Geschmack) und olfaktorischen (Geruch) Wahrnehmung sind in den vorherigen Kapiteln zu finden. Weitere Erklärungen und Hilfen zur Auswahl der Lebensmittel sowie bezüglich des Kauens und Schluckens finden sich ebenfalls in den entsprechenden Abschnitten der viszeralen, propriozeptiven, thermischen und taktilen Sinnessysteme (▶ Kap. 3). Variationen der dort beschriebenen Hilfen sind wünschenswert – immer mit einem Blick darauf, welche Reize das Kind bevorzugt.

So ist es möglich, das Essen zu pürieren, es besonders »fest« zu servieren, es leicht gefroren anzubieten oder es stärker bzw. weniger stark zu würzen. Ein Trinklernbecher mit geriffeltem Rand kann eine besondere Information bieten, zusätzlich könnte dieser auch noch mit Bitterstoffen oder einer Würzpaste bestrichen werden. Weitere mögliche Stimuli wären ein Massagegerät, welches an den Becherboden gehalten wird. Auch Besteck bietet unterschiedliche Spürinformationen, welche die Nahrungsaufnahme unterstützen oder auch erschweren können. Ein Kunststofflöffel bietet wenig besondere Informationen an. Ein metallischer und somit kühler Löffel kann jedoch ein hilfreicher Stimulus sein, um den Mundraum zu spüren. Vielleicht ist es besser einen Esslöffel, anstatt einem Kaffeelöffel zu verwenden, da dieser eine größere Auflagefläche bietet oder eben umgekehrt. Das Anbieten des Bestecks in der Lieblingsfarbe oder mit einem Bild des *Lieblingshelden* verstärken zusätzlich die Akzeptanz und zugleich die Aufmerksamkeit für diesen Moment. Langfristig ist jedoch die verbesserte Wahrnehmung beim Essen selbst das Ziel.

Wenn Kinder das Essen durch Aufspringen und *Weglaufen* unterbrechen, kann man dieses Stimming zielgerichtet in die gemeinsame Mahlzeit mit einbringen. Zum Beispiel darf das Kind nach mehreren Bissen einmal durch den Raum laufen, einige Sprünge auf dem Trampolin absolvieren oder kräftig auf dem Boden aufstampfen. Ein mit Luft gefülltes Sitzkissen könnte dem Kind helfen, länger am Essenstisch zu verbleiben, ohne dass es zu einem besonderen Stressanstieg kommt. Ein Abklopfen des Oberkörpers oder eine »Kiefermassage« sind ebenfalls Möglichkeiten, körperliche Unterstützung anzubieten. Vielleicht werden einige Regulationsmechanismen später vom Kind sogar aktiv eingefordert oder auch selbstständig angewandt.

Die Hilfen und die Herausforderungen sollten in Abhängig von der Tagesform gestaltet werden. An schlechten Tagen, wenn das Kind bereits deutliche Unruhe zeigt, könnte es erlaubt sein, ausschließlich mit seinem Lieblingslöffel zu essen, die Mahlzeit häufiger zu unterbrechen oder auch im Stehen einzunehmen. An guten Tagen könnte der Gebrauch der Gabel eingeführt, neue Lebensmittel ausprobiert oder das Sitzen über einen längeren Zeitraum geübt werden.

Gegensätzliche Empfindungen, ein Fallbeispiel: Andreas, 24 Jahre, ASS
Die Eltern berichten, dass sich die Familie an Andreas geringer Auswahl von Lebensmitteln seit vielen Jahren gewöhnt hat. Er isst nur einige wenige Joghurtsorten, mittags gibt es jeden Tag Nudeln, die Bratensoße liegt gesondert daneben, während er abends eine große Portion Cornflakes ohne Milch isst oder nur etwas Saft trinkt. Brot oder Brötchen dürfen keine Körner enthalten, als Belag wird nur ein bestimmter Frischkäse toleriert. Laugengebäck isst Andreas bevorzugt, gerne auch mit Salz.

Nach dem Wechsel in eine neue Tageseinrichtung, welcher mit neuen Eindrücken und Abläufen verbunden ist, wird die Selektion beim Essen nochmals stärker. Brot und Brötchen werden nur einmal angebissen und dann wieder weg gelegt. Während der Mahlzeiten springt Andreas häufiger auf, läuft durch den Raum und setzt erst nach einer Pause das Essen fort. Bei Spaziergängen ist eine neue Problematik aufgetreten: Wenn Andreas einen Zigarettenstummel auf dem Boden entdeckt, steckt er diesen in Mund. Die Eltern müssen ihm diesen, verbunden mit lautem Geschrei und einer handfesten körperlichen Auseinandersetzung wieder aus dem Mund herausholen.

Ein Erklärungsversuch: Andreas Wahrnehmung im Mundbereich ist stark eingeschränkt. Einerseits verursachen ihm neue Konsistenzen und Geschmacksinformationen Unbehagen, andererseits benötigt er besondere Stimuli, damit er das Essen spüren kann. Die Cornflakes bieten ihm durch ihre besondere Oberfläche gut spürbare wie auch hörbare Impulse. Das Laugengebäck hat hingegen einen ganz besonderen geschmacklichen Reiz. Bei steigender Erregung, wie dem Umzug und den vielen neuen Eindrücken verstärken sich die Auffälligkeiten beim Essen nochmals deutlich. Die Zigarettenstummel mit den enthaltenden Gift- und somit Bitterstoffe stellen nun einen besonders spannenden und gut spürbaren Stimulus für Andreas dar.

Ideen zur Hilfestellung: Je geringer Andreas ganzkörperliche Anspannung ist, umso besser wird er seinen Körper wie auch seinen Mundraum wieder spüren können. Gerade bei einem einschneidenden Wechsel der Tagesstrukturen sollten entsprechende Angebote intensiviert werden. Aber besonders im Mundbereich und somit auch beim Essen und bei der Mundhygiene benötigt Andreas stärkere Informationen. Die BetreuerInnen könnten gemeinsam mit ihm ausprobieren, welche (starken) Gewürze, Konsistenzen und Temperaturen helfen, die Spürinformation zu verbessern und somit den Genuss sowie die Regulation durch Essen zu stärken. Weitere regelmäßige Stimulationen am und im Mundbereich (u. a. propiozeptiv und taktil) sollten diese Maßnahmen unterstützen.

5.2.3 Körperhygiene

Das Baden des Säuglings in den ersten Wochen bietet für die Eltern und Kind oft wunderschöne Momente der Begegnung, von gemeinsamer Freude und Entspannung. Für Eltern von Kindern mit Autismus stellt die Körperhygiene jedoch häufig eher eine besondere Belastung im Alltag dar. Egal ob Baden, Waschen oder Zähneputzen, das Waschen wird teilweise oder ganz verweigert und kann oft nur mit starken Ablenkern oder sogar durch gewaltsames Halten des Kindes durchgeführt werden, begleitet von Tränen sowie heftigen Kämpfen. Um dem entgegenzuwirken, wird versucht, diese Aufgabe besonders schnell zu vollziehen, damit die Aufregung nicht in einen Overload führt. »Schneller« bedeutet jedoch oft unspezifische Berührungen, vermehrte Missgeschicke und eine insgesamt erhöhte Erregbarkeit, bei allen Beteiligten.

Aus gesundheitlichen Gründen kann auf eine regelmäßige Körperhygiene nicht verzichtet werden. Um die Belastung bei der Durchführung zu verringern, sollten einerseits regulierende körperliche Hilfen gegeben werden, andererseits kann die Aufmerksamkeit gezielt gelenkt werden. Zum Beispiel kann das Kind, um ihm Halt zu bieten, während des Waschens fest auf den Schoß genommen werden, auch eine zeitgleiche Massage des Rückens oder der Oberarme können hilfreich sein. Beim Haarewaschen oder besonders beim Zähneputzen ist eine Massage mit Druck auf den Kiefer, das Kinn oder der Wange möglich.

Einigen Menschen mit Autismus hilft es, die Aktivitäten besser einzuordnen, wenn die einzelnen Schritte zusätzlich benannt werden, gerne auch in Form eines Liedes oder Vers und in einer wiederholenden Abfolge. Bei anderen ist es besser, die Aufmerksamkeit gezielt auf andere Reize zu lenken: So kann das Zähneputzen in der Duschwanne, im Planschbecken oder auf einem speziellen »Sitzkissen« durchgeführt werden. Beim Duschen spielt zusätzlich die Lieblingsmusik oder das Kind hält einen Gegenstand in seiner Hand, der beruhigend wirkt.

Eine genauere Betrachtung der spezifischen Wahrnehmungsbesonderheiten in Hinblick auf die geplante Aktivität zeigt weitere Hilfen an.

Haare waschen, duschen, baden und kämmen

Eine Regendusche hinterlässt auf der Haut ein weiches, diffuses Gefühl, ein harter Massagestrahl hingegen ist ein klarer, starker Reiz, und warmes Wasser hinterlässt deutlich weniger Eindruck als kühleres Wasser. Wenn auch die meisten Menschen einen warmen, weichen Duschstrahl bevorzugen, kann es sein, dass dies für Personen mit besonderer Wahrnehmung anders ist. Das Sitzen in der Dusch- oder Badewanne, vielleicht angelehnt an den Körper eines Elternteils, mit bereits leicht abgekühltem Wasser, bietet eine intensive Rückmeldung über den eigenen Körper. Ein festes Halten bei der Körperpflege bietet dem Kind Sicherheit, der Druck wirkt beruhigend. Es ist nicht das Ziel, ein Weglaufen zu verhindern, sondern das Kind zu beruhigen. Auch ein festes Abrubbeln mit einem festen Waschlappen oder Schwamm – je nach Empfinden mit oder entgegen der Haarwuchsrichtung – kann die Körperpflege erleichtern oder lässt sie langfristig sogar zu einem Genuss für das Kind werden.

> Verwenden Sie beim Berühren einen festen Druck. In dieser Hinsicht wird Papa manchmal eine bessere Zusammenarbeit erreichen als Mama, deren Berührung vielleicht leichter ist. Viele Kinder bevorzugen aus diesem Grund die Hilfe von Papa in der Badewanne oder im Schwimmbad. (Notbohm, 2020, 1001, S. 162)

Wenn das Kind intensiv strampelt oder mit den Händen auf das Wasser schlägt, sind auch das gute Spürerfahrungen. Das hochspritzende Wasser bietet zusätzlich ein visuelles Schauspiel. Die Auswahl des »richtigen« Shampoos oder Badezusatzes sowie das Eincremen mit der passenden Lotion können das Wohlgefühl verstärken. Verschiedene Düfte, aber auch Intensitäten können dazu führen, dass die Körperpflege gelingt. Creme kann auch in eine kleine Eisform gefüllt und dann direkt aus dem Eisschrank auf die Haut aufgetragen werden. Wenn Kommunikation möglich ist, dann dürfen sich die Beteiligten gerne darüber austauschen, sei es mit der Gebärde »Duschen«, mit einem Anzählen, bis das Wasser kommt, mit einem Geräusch beim Abschütteln des Wassers von den Haaren oder mit einem Kommentar, wie die Wasserperlen auf der Haut kitzeln.

Das anschließende Abtrocknen wird vielleicht zu einer gemeinsamen freudigen Aktion, wenn das weiche oder besonders harte und kratzige Handtuch fest über die Haut streicht, wenn die Creme großflächig einmassiert wird, oder anschließend der Körper in ein kaltes Leinentuch gewickelt wird. Vielleicht wird ein großflächiges Abreiben mit einem Sisalhandschuh oder einer Naturbürste mit der Zeit ein wichtiges Morgenritual? Finden Sie gemeinsam mit dem Kind heraus, was in der Körperpflege Freude bereitet, und wie man dies auch für die Verbesserung des eigenen Körpergefühls nutzen kann.

Gegensätzliche Empfindungen, ein Fallbeispiel: Alex, 7 Jahre, ASS
Regelmäßiges Haarewaschen bedeutet für Alex und seine Familie große Aufregung. Wenn die Mutter bemerkt, dass Alex Haare nach einigen Tagen wieder gewaschen werden müssten, führt an dieser Aufgabe jedoch kein Weg vorbei. Oft ist diese Prozedur nur mit Unterstützung einer weiteren Person möglich. Der Vater steigt mit Alex in die Badewanne und anfangs genießen beide die Aktivität. Ab und an schlägt Alex begeistert mit seinen Händen fest auf das Wasser, dass es nur so durch den Raum spritzt. Sobald die Handbrause zum Einsatz kommt, beginnt Alex jedoch zu schreien und um sich zu schlagen. Der Vater nimmt Alex dann fest in den Arm, die Mutter versucht wenigstens kurz etwas Wasser über den Kopf zu brausen und nach kurzem Einschäumen es wieder auszuspülen. Unter Tränen und mit einem gefluteten Badezimmer endet die Aktion. Laut Mutter wehrt Alex jegliche Berührung am Kopf ab. Die Mütze im Winter, das Sonnenschild im Sommer und jede noch so sanfte Berührung scheinen ihm Schmerz zuzufügen.

Andererseits berichtet sie auch, dass Alex häufig einen Stock oder anderen festen Gegenstand in seiner Hand hat, welchen er zum Teil fest auf seinen Kopf schlägt. Manchmal reißt sich Alex in stressvollen Situationen sowie nachts büschelweise seine Haare aus. Hier scheint es, als würde er Impulse, die seinen Kopf betreffen, verstärkt suchen.

Ein Erklärungsversuch: Beim Sitzen in der Badewanne, in dem für Alex angenehm temperiertes Wasser und mit dem engen Körperkontakt zum Vater genießt er den Moment. Erst das für ihn diffuse Abduschen ist kaum zu ertragen, das sanft fließende Wasser löst bei Alex Schmerz aus.

Das Schlagen auf die Wasseroberfläche oder das Spüren von kaltem Wasser sind hingegen angenehm für ihn.

Ideen zur Hilfestellung: Das Haarewaschen mit anschließendem Abspülen sollten so verändert werden, dass Alex es besser spüren kann. Ein prägnanter Impuls, wie ein Wasserschwall oder kälteres Wasser, könnten das Spüren intensivieren und so erträglich machen. Auch eine großflächige Berührung beim Einschäumen und beim Abspülen bieten deutliche Informationen.

Zähneputzen

Dauerhafter Mundgeruch und sichtbar schlecht geputzte Zähne werden im Alltag vielleicht manche Begegnung verhindern oder könnten einen Anlass zum Mobbing geben. Zudem kommt es aufgrund nicht korrekt und unregelmäßig durchgeführter Zahnpflege langfristig zu Zahnschäden. Bei einigen PatientInnen ist es sogar notwendig, die Instandsetzung der Zähne in einer Klinik unter Teil-/Vollnarkose durchzuführen. Um möglichen weiteren Schäden vorzubeugen, ist eine Versiegelung der Zähne, ebenfalls im Rahmen einer Voll-/Narkose, möglich. Um eine regelmäßige und ausreichende Zahnpflege zu ermöglichen, sollten zuerst die Rahmenbedingungen im Badezimmer verbessert werden. Vielleicht hilft es dem Kind, dass es kurzzeitig barfuß auf den kalten Fliesen steht oder es sich am kalten Waschbecken festhalten kann? Vielleicht beruhigen eine Bürste, ein Igelball oder ein Eiswürfel in der Hand, eventuell ein Kühlpad direkt an der Wange. Auch zusätzliche Pausen könnten helfen, entweder in Form einer Gesichtsmassage oder einer Stimulation mit einem Eiswürfel, je nachdem, welcher Impuls beruhigender wirkt. Eltern wählen bei scheinbarer Überempfindlichkeit im Mundbereich häufig eine weiche Bürste, mit der sie sanft und gleichzeitig so schnell wie möglich die Putzbewegung auszuführen. Für die Kinder ist dies besonders unangenehm, da sie die unspezifischen Impulse nicht ausreichend einordnen können.

Eine elektrische Zahnbürste hingegen bietet eine spannende Vibration und wird häufig nicht nur besser toleriert, sondern es wird sogar die Einstellung auf der stärksten Stufe eingefordert. Bei der Zahnreinigung mit einer Handzahnbürste helfen häufig festere Borsten, verbunden mit einer langsamen kräftigen Bewegung. Eine Dreipunktzahnbürste hingegen kann die Dauer der Reinigung deutlich reduzieren. Als Alternative oder auch zusätzlich könnte auch eine Munddusche ausprobiert werden, dabei empfiehlt es sich, den festen Wasserstrahl zunächst gesichtsfern anzubieten, zum Beispiel an den Handinnenflächen. Das Verwenden einer geschmacksneutralen oder süßlichen Kinderzahncreme, beziehungsweise das Weglassen der Creme verhindern ein ausreichendes Spüren. Das Anbieten einer mentholhaltigen oder einer Sole-Zahncreme können hingegen helfen, damit die Zahnreinigung besser wahrgenommen und somit toleriert wird. Im weiteren Tagesverlauf können Massagen und Stimulationen an den Wangen, am Kinn und auch im Mundbereich, aber auch die Lenkung auf Geschmackserlebnisse die sensorische Verarbeitung verbessern und somit die Schwierigkeiten bei der Zahnpflege mindern.

Auch im Mundbereich zeigt sich, dass die beobachtbaren, scheinbar widersprüchlichen Empfindungen durch die Besonderheiten einer hypo-, bzw. hypersensible Wahrnehmung verstehbar werden. Es sind folglich Mut, Umdenken und Flexibilität notwendig, damit die Angebote individuell passen. Das eigene Erleben und die eigenen Vorlieben decken sich oft nicht mit dem Erleben unseres Gegenübers.

Nagelpflege

Schmutzige Fingernägel können Viren und Bakterien übertragen, besonders wenn die Finger häufig in den Mund gesteckt werden. Eine gute Nagelpflege kann somit vor Krankheiten schützen und beugt auch Verletzungen vor, welche durch abgesplitterte Nägel verursacht werden können, aber auch durch gezieltes Kratzen in stressbelastenden Situationen.

Die Fingernägel sauber und kurz zu halten, ist allerdings häufig ein Kraftakt für Familien. Mithilfe einer Nagelbürste können sie den Schmutz entfernen. Führen sie das Bürsten zu Anfang an den Handflächen ein und begleiten sie es mit aufmunternden Worten, einem Vers oder einem Lied: »Kratzen, kratzen hin und her; kratzen, kratzen ist nicht schwer«, sodass diese Aktivität stärker in den Fokus gelangt und somit eindeutiger gespürt wird. Bieten Sie Pausen und ganzkörperliche Stimulationen an. Die Reinigung könnte, zeitgleich bei einem entspannten Bad, mit einem Sandsack auf dem Schoß oder durch ein leichtes Mitschwingen zur Musik leichter gelingen. Das Kürzen der Nägel kann entweder mit einem »Knipser« oder auch mit einer Nagelfeile erfolgen. Sie können das Abknipsen sowie auch das *Feilen* an einem anderen Körperteil einführen und so anbahnen: Das Klipsen könnte durch ein spielerisches »Kneifen« in die Haut (immer so, dass es ein Wohlgefühl auslöst!), das Feilen mit kratzigen Materialien, wie auch einer Handwerksfeile, großflächig an anderen Körperstellen erprobt werden. Mit einem besonders groben Schmirgelpapier kann zeitweise auch an den Handflächen und den Fingerspitzen entlang gestrichen werden. Der Gebrauch der Schere birgt bei unruhigen Kinder eher Gefahren und ist für beiden Seiten besonders herausfordernd.

Reinigung von Nase und Ohren sowie Selbstverletzungen

Das Nase (ab-)putzen oder die Ohrreinigung werden ebenfalls von vielen Kinder nur mit Widerwillen toleriert, teils sind sie kaum durchführbar. Jegliche Berührungen dieser Körperteile lösen starke Abwehrreaktionen aus. Andererseits versuchen gerade diese Kinder verschiedene Gegenstände in die Nase oder die Ohren zu stecken oder üben einen starken Druck darauf aus, mit den Fingern oder der gesamten Hand, teils in Form von Schlägen. Einige Kinder vergraben, wenn möglich, sogar ihr gesamtes Gesicht im weichen oder feuchtem Spielsand.

Um die Hygienemaßnahmen durchführen zu können, helfen regelmäßiges festes Kneten der Nasenwurzel oder der gesamten Ohrmuschel, eine Stimulation mit dem Massagegerät oder auch ein Abklopfen sowie Abstreichen mit den Fingern – je nach Empfinden und Vorlieben des Kindes. Auch Zug oder gut abgestimmter Druck kann die Wahrnehmung auf lange Sicht verändern und helfen selbstverletzende Aktivitäten abzubauen. Im weiteren Verlauf wird die Körperpflege in diesem Bereich wahrscheinlich weniger Unwohlsein auslösen.

Sauberkeitserziehung

Auch die Sauberkeitserziehung zeigt sich bei Kindern mit Autismus oft deutlich verzögert, bedingt durch die fehlende Imitation von Verhaltensweisen, aber vor allem durch die *andere* Körperwahrnehmung. Der Druck von Darm und Blase werden *anders* gespürt, ebenso wie das Empfinden einer nassen oder gefüllten Windel. So kann es sein, dass der Druck im Darm eventuell sogar als angenehm empfunden wird und die Kinder deshalb den Toilettengang vermeiden. Vielleicht wird dieser Reiz auch nicht gespürt und den Kindern fehlt ein wichtiger Impuls zum Erlernen von Sauberkeit.

Damit die Sauberkeitserziehung gelingt, muss das Kind seinen Körper (besser) spüren können. Übungen zur Verbesserung der propriozeptiven, viszeralen und der taktilen Wahrnehmung zeigen sich hierbei zielführend, besonders im unteren Beckenbereich. Eine entspannte Umgebung hilft zusätzlich, dass es den Kindern leichter fällt, »Druck« gezielt abzulassen oder auszuüben. Auch die Körperhaltung auf dem Toilettensitz hat Auswirkungen auf eine gezielte An- und Entspannung von Darm und Blase. Eine Stütze unter den Füßen knickt den Oberkörper leicht ab und entspannt den unteren Rücken. Eine Massage, welche den Tonus nochmals reguliert, könnte ebenfalls helfen. Letztendlich können auch (Symbol-)Spiele und entsprechende Kinderbücher die Sauberkeitserziehung visuell unterstützen und spielerisch sowie kognitiv in den Fokus rücken.

> Tias Toilettentrainingsprogramm war ganz auf ihre Bedürfnisse zugeschnitten, indem die Eltern ihre Vorlieben und Abneigungen berücksichtigten. [...] Tia schaute sich gerne Fotos von Familienurlauben an, und sie hörte gerne klassische Musik. Ihre Eltern und ich kreiierten ein digitales Fotoalbum mit Fotos von verschiedenen Familienreisen. Außerdem stellten wir einen kleinen CD-Spieler mit klassischer Musik in das Badezimmer, die sie nur dann hören durfte, wenn sie auf der Toilette saß. [...] Bald darauf bat Tia sogar darum, auf die Toilette gehen zu dürfen, weil sie wusste, dass dort ihre Lieblingsaktivität auf sie wartete. Dieser starke Motivationsfaktor führte schließlich zu häufigen Besuchen des Badezimmers, und Tia war durch ihre Lieblingsmusik so entspannt, dass das Ausscheiden in die Toilette gelang. (Batts, 2013, S. 78)

Eigenstimulation der Genitalien

Die Genitalien sind besonders empfindliche Körperstellen. Für Menschen mit einer verminderten Körperwahrnehmung können diese sogar dann eine Regulationsmöglichkeit bieten, wenn die meisten anderen Stimulationen nicht (mehr) ausreichen. Zudem werden für die Eigenstimulation nur geringe motorische Fähigkeiten benötigt und sie können überall umgesetzt werden, dies gilt für Kinder, Jugendliche und Erwachsene gleichermaßen. Für das Umfeld und besonders für die Eltern ist es sehr belastend und führt im Alltag teils zu Missverständnissen und Anschuldigungen. Das Verbieten oder Abblocken dieser Handlungen ist kaum möglich und verstärkt die Erregung nochmals, eventuell bis zu einem Meltdown.

Um eine Stimulierung der Genitalien, besonders im Kindesalter langfristig umzulenken, ist es notwendig, die Körperwahrnehmung, besonders die der viszeralen und der taktilen Wahrnehmung (im Hüft- und Beckenbereich) zu verbessern. Ähnlich wie beim Toilettentraining können die Eltern (Vibrations-)Massagen, Tiefendruck und Bewegungsübungen anbieten, welche die Sensibilität für diesen Bereich verbessern.

Damit ein Umlenken gelingt, muss das *Alternativangebot* ähnlich spannend sein. Hier bieten sich das Hüpfen auf dem Trampolin, Rollen auf oder unter einem Pezziball und Eisstimulationen an. Wenn Betroffene ihren Genitalbereich sensibler spüren, verringern sich die Eigenstimulationen für diesen Bereich, Selbstverletzungen können verhindert werden und es werden andere Regulationsmöglichkeiten als Alternative möglich. Bei Älteren ist es vielleicht empfehlenswert, bestimmte Zeitfenster oder räumliche Bedingungen für entsprechende Eigenstimulationen vorzugeben, damit das tägliche Miteinander im Schulbereich und beim Wohnen gelingt.

Stark selbststimulierendes Verhalten der Genitalien, Stuhlgangprobleme, ein Fallbeispiel: Alan, 4 Jahre, ASS
Alan sucht im Alltag überall Möglichkeiten zur Stimulation seiner Genitalien. Er legt sich gegen das Sofa, gegen Stühle oder wirft sich bäuchlings auf den Boden. Zusätzlich war die Darmentleerung ein großes Problem: Alan hatte nur selten regelmäßigen Stuhlgang, alle ein bis zwei Wochen führten die Eltern eine Darmentleerung durch.

Ein Erklärungsversuch: Alan spürt seinen Körper kaum, auch motorische komplexe Handlungen sind ihm kaum möglich. Die Stimulation der Genitalien ist für ihn leicht durchführbar und bietet einen starken Effekt. Auch für den Stuhlgang müssen bestimmte Spürinformationen sowie motorische Aktivitäten abrufbar sein. Vielleicht hält Alan den Stuhl sogar bewusst zurück, da er den starken Druck in seinem Innern als angenehm wahrnimmt?

Mögliche Hilfestellungen und Entwicklungen: Zu Beginn gibt es kaum Möglichkeiten von außen, Alan bei seiner Suche nach starken Impulsen zu lenken oder diese zu unterbrechen. Einzig die große Schaukel mit abrupten Richtungsänderungen lässt ihn kurzzeitig aufschauen. Nach einigen Wochen lässt er sich zudem zum kurzzeitigen Hüpfen auf dem Trampolin oder mit Eisimpulsen an Armen und Beinen locken. Die Eltern massieren zu Hause seinen unteren Oberkörper mit einer großen Schaumstoffrolle und nutzen ein Vibrationsgerät sowie Eis für gesamtkörperliche Stimulationen.

Nach mehreren Wochen Therapie und der zusätzlichen Unterstützung durch die Eltern wird das Bedürfnis der Eigenstimulation seiner Genitalien weniger. Alan sucht von sich selbstständig das Trampolin aus. Die Intensität beim Springen nimmt nach einiger Zeit deutlich ab. Er genießt mittlerweile groß- wie auch kleinflächige Massagen, die Druckstärke darf häufiger verändert werden. Alan fordert die Massagen mit einer einfachen Gebärde selbstständig ein. Nochmals einige Wochen später berichtet der Vater, dass die heftigen Stimulationen im Alltag nur noch ganz selten zu beobachtbar sind. Außerdem gehe Alan nun selbstständig auf die Toilette, Einläufe seien nicht mehr notwendig!

5.2.4 Die Wahl der Kleidung, An- und Ausziehen

Oft sind es ganz bestimmte Kleidungsstücke, die von den Kindern immer wieder ausgewählt werden. Anderen scheint die Auswahl unwichtig zu sein, sie zeigen dann aber bei bestimmten Stoffen oder Verarbeitungsmerkmalen eine starke Abwehrhaltung. Wie eng oder weit ein Pullover oder eine Hose auf der Haut aufliegen, ob das Material eher kühlend oder wärmend ist, rau oder weich, ein eingenähtes Etikett und ein Nahtverlauf aufweisen bestimmen darüber, ob ein Kleidungsstück (über einen längeren Zeitraum) getragen wird. Ein Kind wählt deshalb stets das gleiche T-Shirt aus, weil sich dieses Kleidungsstück bisher auf der Haut gut oder eben nicht unangenehm anfühlt. Ein ungewohnter Reiz auf der Haut verunsichert, deshalb benötigt der Wechsel von Sommer- auf Winterkleidung oder umgekehrt häufig auch mehrere Tage oder Wochen. Ein langer Ärmel, eine wärmere Hose oder einen Schal im Herbst oder Winter bieten neue und andere Impulse auf der Haut, andererseits verwirrt es das Kind, dass im Frühjahr die schwere Winterjacke nun nicht mehr auf der Schulter oder im Rücken zu spüren ist.

Um Flexibilität in Bezug auf die Auswahl der Kleidung zu ermöglichen, bieten sich Stimulierungen aus dem Bereich der taktilen Stimulationen an (▶ Kap. 3.4.2). Die Auswahl der Kleidungsstücke kann außerdem gemeinsam mit dem Kind gestaltet werden. Mit Blick auf das Material und die Verarbeitung können und sollten auch neue Variationen gesucht werden. Vielleicht ist der Pullover, wenn er nicht aus dem Trockner kommt und kratzig auf der Haut aufliegt, angenehmer zu tragen? Ein gebügeltes Hemd hat ein anderes Tragegefühl als ein ungebügeltes, eine enge, etwas zu kleine Unterhose mit einem breiten und festem Bund bietet eine andere Information als die scheinbar passende Größe. Auch Mütze oder Sonnenhut können, wenn sie kleiner oder größer als bisher sind, tragbar werden. Im Sommer könnten auch langärmelige, jedoch dünnere Shirts ausgewählt werden. Kompressionsbekleidung (die gibt es sowohl im medizinischen Bereich wie auch im Sporthandel) ist eng sitzend und stützend und bietet einen konstanten Druck. Besonders bei Kindern, die Hosen, Socken und Ärmel immer wieder intensiv hoch- oder langziehen, zeigt sich, dass sie den festeren Impuls bevorzugen. Manchmal entscheiden aber auch Informationen aus anderen Wahrnehmungsbereichen darüber, ob ein Kleidungsstück abgewehrt oder angenommen wird. So kann das bei jeder Bewegung entstehende Rascheln der Regenhose Unmut erzeugen oder besonders reizvoll sein.

Ein Fallbeispiel: Mark B., 40 Jahre, Asperger-Autismus
Herr B. berichtet auf einem Vortrag von seiner Kindheit mit Autismus: »Ich liebte meine Winterjacken, besonders, wenn sie mir schon ein wenig zu klein geworden waren. Immer wenn ich sie trug, konnte ich meine Arme, meine Schulter, aber auch meinen Rücken spüren. Das beruhigte mich, besonders an schwierigen Tagen! Morgens vor dem Klassenzimmer, mussten wir unsere Jacken ausziehen und an die Garderobe hängen. Immer wieder versuchte ich diese Regel zu umgehen und wollte meine Jacke nicht ablegen. Oft wurde ich von der Lehrerin gemaßregelt, die Jacke gehöre an den Haken und so könne ich nicht am Unterricht teilnehmen. Sie versuchte mir dann zu erklären, dass es viel zu warm wäre im Raum und ich doch schwitzen würde. Wahrscheinlich hatte sie Recht und ich würde schwitzen, aber das war für mich unwichtig! Denn der Druck und die Enge meiner Daunenjacke gaben mir Halt, sie beruhigten mich. Wenn ich sie anbehalten durfte, konnte ich mich besser auf das zu konzentrieren, was in der Schule wichtig war. Weitere, für mich oft verwirrende Geräusche, wie das Ticken der Uhr, das Rascheln von Papier oder das Scharren der Füße von meinen Mitschülern, nahm ich dann nicht mehr wahr.

Leider verstanden dies weder meine Lehrerin noch mein Schulbegleiter und ich musste die Jacke an den meisten Tagen ausziehen. Manchmal konnte ich dann kaum dem Unterricht folgen, ich hörte die Geräusche um mich herum zu laut, das verwirrte und beunruhigte mich. Ich benötigte dann meine gesamte Aufmerksamkeit, um nicht mit den Armen zu wedeln, auf die Tischplatte zu schlagen oder gar aufzuspringen, um somit der steigenden Anspannung etwas entgegensetzen zu können. Diese Tage waren besonders anstrengend für mich und Lernen in diesen Stunden verständlicherweise nicht möglich. Auf dem Heimweg war ich kaum zu »bändigen«, sprang auf jede Mauer, schlug an Briefkästen und gegen Zäune. Zuhause dauerte es oft noch Stunden, bis ich langsam wieder ruhiger wurde und irgendwann auch wieder ansprechbar war.«

Wenn die Kinder die Möglichkeit haben, die Auswahl aktiv mitzugestalten, kann Erregung teilweise vermieden werden. Eine Möglichkeit dazu sind selbstgebastelte »Kleiderzupfkisten«, ähnlich einer Tempobox. Mit Unterhose, Unterhemd und Socken bestückt, stehen die Kisten nebeneinander und das gewünschte Teil kann aus einer Öffnung im Deckel herausgezogen werden. Je nach Entwicklungsstand des Kind, kann die Entscheidung, welche Box an der Reihe ist, selbst vom Kind getroffen werden. Dabei können auch Fotos, Piktogramme oder Listen helfen, Kleidungsstücke dem aktuellen Wetter oder einem bestimmten Anlass zuzuordnen und somit die Auswahl zu unterstützen.

Das Wechseln der Kleidung selbst ist besonders bei den jüngeren Kindern häufig mit Abwehr, Schreien und Tränen verbunden. Das Ausziehen der Hose wird zumeist besser toleriert als das Anziehen. Der Zug auf Arme und Beine beim Abstreifen der Kleidung bietet starke Informationen. Schnelles oder auch vorsichtiges Ankleiden ist mit eher unspezifischen Reizen verbunden und wird deshalb weniger toleriert. Das Anziehen kann deshalb mit einem zusätzlichen Druck verbunden werden, beim Überstreifen der Ärmel durch einen festen Handgriff, bei den Hosenbeinen mit einem festen »Ruckeln« oder bei leichteren Kindern mit einem schwungvollen Anheben beim Hochziehen des Hosenbundes. Weitere Hilfen und Sicherheit beim Kleidungswechsel bieten ein großflächiger Untergrund, eine Zimmerecke oder auch der Autositz – im Stehen auf dem Flur oder auf einem wackeligen Stuhl ist es ungleich schwieriger. Das Logo des Lieblingshelden, eine besondere Farbe, Glitzersteine oder Pailletten können zudem von unangenehmen Spürinformationen ablenken und die Toleranz erhöhen.

Dies gilt auch für das Schuhwerk; durch ein besonderes Design oder durch eine Leuchtfunktion kann sich die Toleranz erhöhen. Unterschiedliche Modelle bieten stark unterschiedliche Tragegefühle: Manche Kinder bevorzugen schwere, höhere Schuhe, andere können nur wenig Berührung und Gewicht ertragen. Die Intensität der Schnürung, besonders in Zusammenhang mit den Socken, kann darüber entscheiden, ob ein bestimmter Schuh getragen wird. Klettverschlüsse lassen sich dabei besser an die Bedürfnisse anpassen und eine mögliche Eigenbeteiligung hilft zusätzlich. Im Fachhandel sind verschiedene Einlegesohlen mit Gelfüllung (kühlend!) oder Noppen erhältlich, die einen zusätzlichen Stimulus bieten.

5.2.5 Gesundheit

Ob ein akuter Infekt, ein Unfall, die Versorgung mit einer Brille oder notwendige Orthesen, der Arztbesuch oder die Versorgung mit Medikamenten – bei vielen Kinder gibt es gesundheitlich bedingt zusätzliche Herausforderungen. So zeigen sich bei vielen Kinder immer wieder Auffälligkeiten im Magen-Darmbereich: Bedingt durch die dauerhafte Erregung, durch einseitige Ernährung, gering ausgeführtes Kauen und kaum Vorverdauung durch Speichel, berichten Eltern von stetig wiederkehrendem Durchfall, Blähungen oder Verstopfungen. Jede Krankheit, jedes Unwohlsein und jede weitere medizinische Unterstützung können zu neuen Schwierigkeiten führen.

Akut »Krank sein«

Bei einem akuten Infekt ist der Körper damit beschäftigt Keime oder Viren abzuwehren. Müdigkeit, Schmerzen, weitere Begleiterscheinungen (wie Fieber), aber auch eine veränderte Körperspannung wie auch -wahrnehmung begleiten den Verlauf.

> Kranksein ist so ein Zustand, in dem sich alles anders anfühlt. Der Körper, der Kopf, das Denken ist anders, vielleicht geht alles langsamer und unsortierter. Viele Menschen, vor allem Eltern, möchten ihre kranken Kinder dann gerne umsorgen, verwöhnen, sich kümmern – einfach dafür sorgen, dass das Kind sich wohlfühlt. Das ist sicher lieb gemeint, aber oft stößt man bei autistischen Kindern mit diesen »Umsorgungsversuchen« teilweise auf heftigen Widerstand. [...] Meistens möchten sie dann noch mehr Ruhe haben. [...] Eine Berührung, auch wenn sie fürsorglich gemeint ist, ist einfach nur unangenehm und bereitet noch mehr Schmerzen – vor allem bei taktil empfindlichen Autisten [...] Es gibt aber auch Autisten, die mögen Fieber. (Schmitt-Lemberger, 2020, S. 89)

Was ihrem Kind an guten Tag zur Regulation und zum Entspannen hilft, sollte nun nochmals vermehrt in den Fokus rücken. Bedingt durch das »Leben in den Extremen« werden die Auswirkungen der Krankheit entweder kaum beobachtbar sein oder aber besonders stark das Allgemeinbefinden und auch das folgende Verhalten beeinträchtigen. Deshalb können auch die Reaktionen auf Außenreize (wie Ansprache, Versorgung mit Essen, Zuwendung im Allgemeinen) besonders sein. Einen Übergang zwischen den beiden Extremen ist auch hier wieder nicht beobachtbar, ein »bisschen« krank, ein »wenig« Unwohlsein gibt es nicht.

Brille und Hörgerät

Die Versorgung mit einem Hörgerät und einer Brille soll die messbaren Hör- und Sehdefizite ausgleichen bzw. aufheben. Die Intoleranz beim Tragen wird häufig damit erklärt, dass sich das Hören und das Sehen mit dem Hilfsmittel anders gestaltet als gewohnt. Häufig kann es jedoch auch mit einer taktilen Überempfindlichkeit am Kopf zusammenhängen. Der Druck vom Hörgerät am/im Ohr oder vom Brillengestell wird bei einigen Kindern nicht oder nur über einen kurzen Zeitraum toleriert. Die Veränderung der Druckintensität, die Einstellung des Bügels und somit der Auflage kann kurzzeitig helfen. Langfristig unterstützen regelmäßige Massagen an der Ohrmuschel, der Kopfhaut und auch ein leichter Zug an den Haarwurzeln oder ein Streichen über Nase, Augenbrauen und Schläfen, um die Übersensibilität zu vermindern.

Orthesen, weitere orthopädische Hilfen

Kinder mit Syndromen und Mehrfachbehinderungen müssen teilweise stundenweise Orthesen oder andere Hilfsmitteln tragen, welche jedoch nicht nur körperliche Auswirkungen auf das Befinden der Kinder haben. Auch der Rollstuhl, Bandagen oder Lagerungshilfen bieten einerseits eine wichtige Unterstützung, können andererseits aber auch verwirrende Informationen bieten. Eine gute Beobachtung der Reaktionen des Kindes, wie eine vermehrte körperliche Unruhe oder eine Verstärkung von Autostimulationen, können helfen, die Hilfsmittel auf die unterschiedlichen Bedürfnisse anzupassen. Vielleicht kann der Druck großflächiger erfolgen, vielleicht hilft ein anderes Material zur besseren Toleranz? Vielleicht hilft eine weitere feste Bandage an einem anderen Körperteil, sodass der unangenehme Reiz der Orthese kaum mehr spürbar ist?

5.2.6 Der Arztbesuch, beim Friseur

Termine in öffentlichen Einrichtungen zu absolvieren, ist zumeist viel schwieriger als Aufgaben in der vertrauten Umgebung. Zur eigenen Unsicherheit kommt noch die Unsicherheit der Eltern hinzu, die sich zusätzlich auf die Menschen mit Autismus überträgt und die Anspannung verstärkt. Eine gute Vorbereitung des jeweiligen Termins, ausreichend Zeit und die Bereitschaft flexibel auf dessen Verlauf zu reagieren, helfen, das Hindernis zu meistern.

> Wir machten Fotos von der Praxis und den Mitarbeitern und fuhren mehrere Male mit ihr an der Praxis vorbei. Der Zahnarzt nahm uns am Ende des Tages dran, da waren keine anderen Patienten mehr da. Dann setzten wir Ziele fest. Das Ziel des ersten Termins bestand darin, meine Tochter dazu zu bringen, sich auf den Stuhl zu setzen. Beim zweiten Termin ging es darum, die für die Behandlung wichtigen Schritte zu proben, ohne sie tatsächlich durchzuführen. Der Zahnarzt gab allen Geräten Namen. Dabei verwendeten wir einen großen Spiegel, damit sie genau sehen konnte, was vor sich ging und sicher sein konnte, dass keine Überraschungen auftraten. (Silberman, 2017, S. 19)

In diesem Beispiel sich einige Hilfen zur Unterstützung. Mithilfe zusätzlicher Regulation könnten die einzelnen Schritte jedoch umfangreicher geplant, die zu erwartende Anspannung gezielter regulierbar werden. Je geringer die sichtbaren Stressmerkmale (wie Schreien, Schlagen oder Wegrennen) und je weniger Mehraufwand, umso leichter wird es, eine/n FriseurIn oder eine/n MedizinerIn zu finden, die bereit sind, sich darauf einzulassen. Wenn weitere beteiligte Personen, wie ArzthelferInnen, zusätzlich Unsicherheit und Anspannung mit in die Situation bringen, wird es besonders schwierig. Eine vorherige Aufklärung ist deshalb empfehlenswert.

Der Blick auf ein besonderes *Highlight* vor Ort, wie ein Friseursessel mit Massagefunktion, eine Munddusche, ein Laserlicht beim Zahnarzt oder eine alte Waage im Behandlungsraum, sind gute Motivationsträger. Das Kind erlebt, dass es Interessantes zu entdecken, zu benennen und auszuprobieren gibt. Das Hinwenden zu Dingen, die erlaubt sind, erleichtert das Lösen von Gegenständen, die nicht angefasst werden dürfen, oder Impulsen, die unangenehm sind. Vielleicht helfen auch das Betrachten der Handlungen im Spiegel, ein zusätzlich mitgebrachter Massageball oder andere Dinge aus dem Notfallkoffer. Aber auch das erlaubte lautstarke Äußern von Unmut sowie viel begleitendes Lob können unterstützend wirken.

Stark selbstverletzendes Verhalten, kaum Frustrationstoleranz, kaum Flexibilität, ein Fallbeispiel: Samuel, 12 Jahre, ASS
Samuel traute sich schon seit einigen Monaten nicht mehr in fremde Gebäude. Auch der Besuch beim Kinderarzt war nicht mehr möglich. Sobald die Eltern mit ihm durch die Eingangstür traten, begann Samuel mit dem Kopf gegen die Wand zu schlagen und laut zu schreien. Er war nicht mehr ansprechbar und es kam mehrmals zu einem Meltdown.

Auch das Therapiezentrum will er zu Beginn nicht betreten. Er schreit und schlägt bereits auf dem Weg zur Eingangstür. In den kommenden Wochen versuche ich in der Therapie – erst auf dem Hof, später im Therapieraum – die von Samuel selbst gesetzten Grenzen zu verschieben, seine Aufmerksamkeit auf meine Angebote zu lenken und bei zunehmender Erregung seine Regulationsmechanismen aktiv zu unterstützen. Mithilfe von vielfältigen und intensiven körperlichen Stimulationen gelingt es immer häufiger, dass Samuel auch in Ausnahmesituationen den Kontakt zu seinem Gegenüber nicht verliert.

Ich bespreche mit den Eltern, dass Samuel auch daheim in belastenden Situationen mit kräftigen Kopfmassagen beruhigt werden sollte. Auch die Mitnahme eines Igelballs, der am Kinn und im Nacken einen kräftigen Reiz geben kann, sollte als Notfallmaßnahme stets eingepackt werden. Beim nächsten geplanten Besuch des Kinderarztes beginnt die Mutter bereits im Auto mit den ersten Stimulationen. Beim Einparken steigt die Stressbelastung bei Samuel deutlich an, aber mithilfe der Kopfmassage gelingt es, dass die Familie in den Aufzug steigt und folgend sogar das Behandlungszimmer betritt. Hier erfolgt eine kurze Absprache. Dann kann Samuel mit seinen Eltern wieder nach Hause fahren. Damit es zu keiner Überforderung kommt, wird der Besuch an diesem Tag hier beendet. Erst beim nächsten Mal steht eine kurze Untersuchung auf dem Plan, welche Samuel dann geduldig absolviert. (Funke, 2020, S. 54)

5.2.7 Einkaufen

Einige Kinder lieben es, durch die Einkaufszentren zu »stromern« oder die Regale im Supermarkt abzulaufen. Viele Familien berichten jedoch, wie schwer es ist, einen Einkauf gemeinsam zu erledigen, und dass die Angst vor einer Überforderung und folgend einem Overload immer präsent ist. Im Alltag ist es jedoch nicht immer möglich, Erledigungen alleine zu tätigen.

Vielleicht hilft es, im Vorfeld diverse Aufgaben zu besprechen und zu verteilen. Durch eine gezielte Lenkung der Aufmerksamkeit sollen nicht die (über)fordernden umgebenden Reize fokussiert werden, sondern die Dinge, die mit einem positiven Gefühl verbunden werden. Wie die Suche nach einem bestimmten Artikel, das Einordnen der Waren in den Einkaufskorb oder das Schieben des Wagens. Ein Igelball in der Hand oder auch ein glatter kalter Stein können zusätzlich helfen. Auch hier sollte an das Mitzuführen des Notfall-Kits gedacht werden, um bei steigender Anspannung frühzeitig reagieren zu können. Wenn mehrere Einkäufe getätigt werden müssen, kann es ratsam sein, nach dem ersten Geschäft wieder ins Auto zurückzukehren und dort eine Pause einzulegen – vielleicht um einige Minuten die Lieblingsmusik zu hören und laut mitzusingen. Auch eine Tanzeinheit oder lautes »Rappen« auf dem Parkplatz können (in Notsituationen) helfen. Der Weg zwischen zwei Geschäften kann »stampfend« oder hüpfend zurückgelegt werden. Ein mechanisches Schaukelpferd oder ein wippendes Auto am Eingang des Einkaufszentrums, welches in die Shopping-Runde stets mit einbezogen wird, kann ein wichtiges und bevorzugtes Ziel zwischen all den fordernden Reizen bieten.

Ggf. ist auch eine zusätzliche Unterstützung mit Kopfhörern zu empfehlen, die entweder als Schallschutz genutz werden können oder die Lieblingsmusik oder ein bevorzugtes Hörspiel abspielen. Dabei ist jedoch auch die beruhigende Stimme der Eltern, der Hinweis auf Kommendes nicht mehr zu hören. Bei einer Verwendung von Kopfhörern ausschließlich zum Schallschutz werden somit auch bestärkende und positiven auditive Impulse ausgeblendet.

5.3 Freizeit mit der Familie

Die Wahl der Freizeitgestaltung ist abhängig von den Wahrnehmungsvorlieben der Betroffenen, den unterschiedlichen Tagesstrukturen, den körperlichen und kognitiven Voraussetzungen sowie räumlichen und finanziellen Möglichkeiten. Angebote, die zuhause durchführbar sind, bieten das vertraute Umfeld und können zudem zeitlich flexibler gestaltet werden. Auch das Einrichten eines persönlichen »Arbeitsplatzes« kann besser an die jeweiligen Bedürfnisse angepasst werden. So ist nach der Schule vielen Kindern das Sitzen an einem Tisch nicht mehr möglich. Hier kann ein Sitzsack in einer Zimmerecke positioniert werden und helfen, den eigenen Körper zu spüren. Auch ein Stillkissen oder eine entsprechende Sofaecke können einen stabilen Halt bieten. Mit einer verbesserten körperlichen Aufrichtung kann sich das Kind leichter der Aktivität zuzuwenden. Bei Bedarf kann auch der Stuhl am Tisch, zusätzlich zu einem festen Halt unter den Füßen, im Beckenbereich oder am Rücken mit einem gut zu spürenden Material gepolstert werden. Bei Bewegungsangeboten im Garten oder im Hof sollten notwendige Hilfsmittel stets bereitliegen, oder es erfolgt, je nach Bedarf, ein Wechsel des Angebotes und des Ortes.

Aber auch neue Orte sowie weiteren Kontaktpersonen sollten in die Freizeitplanung mit einbezogen werden, da sich dort zum Teil Entwicklungen und Verhaltensweisen erstmals zeigen, welche zuhause im Vertrauten vielleicht nicht möglich gewesen wären. Das Ziel ist ein gutes Gleichgewicht von Altem und Neuen, von Vertrautem und Herausforderungen, individuell und flexibel an die Bedürfnisse der Kinder angepasst.

5.3.1 Entspannung und Wohlfühlräume

Bedingt durch die vielen Herausforderungen im Alltag, der Tatsache, dass fast jede einzelne Tätigkeit mehr Aufmerksamkeit und Kraft kostet, bedarf es häufiger Pausen. Diese *Oasen* im Alltag sollten im Tagesplan fest eingeplant werden und zusätzlich, je nach Erregung der Kinder, nochmals angeboten werden.

Besondere Schutz- oder Entspannungsräume sind zugleich Rückzugsmöglichkeit und Regeneration. *Snoozelen-Räume* bieten hier verschiedene Impulse, bereits ausgerichtet auf Menschen mit Wahrnehmungs- und Verarbeitungsauffälligkeiten. Besondere Lichteffekte, beruhigende Klänge sowie weiche (oder auch feste!) Unterlagen, welche teils mit Wasser gefüllt sind, bieten Informationen, die unter anderem die Atemfrequenz senken und entspannend wirken.

Es bedarf andererseits aber auch Angebote, welche den direkten Spannungsabbau ermöglichen. Diese können in einem gesonderten Raum, in einer anderen Zimmerecke oder auch kombiniert angeboten werden: Eine Schaukel, ein Trampolin oder der Boxsack verringert die vom Körper zuviel bereitgestellte Energie in den Muskeln und ermöglicht Entspannung. Vielleicht ist das Liegen auf der Wassermatratze entspannender, wenn das Kind vorher einige Male die Sprossenwand hoch- und wieder herunter klettern konnte?

Entspannung und Wohlfühlen heißt also auch ausreichend Bewegungs- und Spürmöglichkeiten anzubieten, damit Spannungsabbau und Reizverarbeitung gelingen können. *Temple Grandin* berichtet in ihrem Buch *Ich sehe die Welt wie ein frohes Tier* (2008) von ihrer selbstgebauten *Quetschmaschine*. Diese Vorrichtung bestand aus zwei gepolsterten Bretter, welche sie mit einem Mechanismus aufeinander zubewegen konnte und von dem sie sich dann fest zusammendrücken ließ. Immer dann, wenn sie sich überfordert fühlte, nahm sie sich dort eine *Auszeit*, um anschließend wieder (entspannter) am Leben teilhaben zu können.

5.3.2 Aufgaben und Ideen aus dem Haushalt

Bei der Mithilfe im Haushalt ist das vorwiegende Ziel die gemeinsame Aufmerksamkeit und nicht die tatsächlich verrichtete Arbeit. Einerseits kann so die Teilhabe am Alltag möglich werden, andererseits können motorische, sensorische und auch kognitive Fähigkeiten angeboten werden.

Betten ausschütteln, Betten machen, Wäsche aufhängen und Teppichklopfen

Im Alltag sind Werfen und Schlagen oft verboten. Beim Betten machen, beim Ausschütteln eines Handtuches oder beim Wäsche aufhängen sind solche Bewegungen ausdrücklich erlaubt bzw. sogar erwünscht. Nutzen sie das Glattziehen der feuchten Bettwäsche, bevor diese aufgehängt wird, das Aufschütteln des Kopfkissens oder auch das Abklopfen der Fußmatte auf dem Balkon zum Spüren der Gelenke und des gesamten Körpers.

Waschmaschine füllen, Wäsche sortieren und legen

Beim Füllen und Leeren der Waschmaschine kann jedes einzelne Kleidungsstück angefasst und dann in die Trommel bzw. in den Wäschekorb gelegt werden. Entweder in Form von Werfen oder einem festen Ablegen, begleitet mit einem Laut, einem Wort oder einem kurzen Satz – je nach Möglichkeit des Kindes: »Zack, rein, hop«, »eins, zwei, drei...« oder »Ich lege die Hose rein, ich lege die Strümpfe rein...«. Dabei wird die körperliche Aktivität mit dem Blick auf die Handlung und einer verbalen Äußerung gekoppelt. Wenn dies gelingt, kann der Ablauf auch wechselseitig mit dem Gegenüber gestaltet werden. Dabei lernt das Kind abzuwarten, bis der andere seine Aktion getätigt hat, bevor es selbst wieder aktiv wird. Auch beim Sortieren der Wäsche, dem Zusammenlegen der Socken oder beim Zusammenfalten der Kleidung kann das Kind die Eltern tatkräftig unterstützen. Anschließend wird die Wäsche in verschiedene bereitgestellte Kisten gelegt, welche eventuell mit passenden Bilder beklebt wurden.

Kehren, Fegen und Staubsaugen

Das Kehren in der Wohnung bietet für viele Kinder nur wenig bedeutsame Reize. Wird die Aufgabe nach draußen in den Hof verlagert, mit einem groben Straßenbesen und einem Berg von Blättern, werden die Stimuli deutlicher. Es kann mit mehr Druck gearbeitet werden, ein raschelndes Geräusch ist zu hören, und der Vorher-nachher Effekt ist gut sichtbar. Wenn das Kind keine Angst vor dem Staubsauger hat, kann dieser als gemeinsame Aktivität genutzt werden. Am besten zu Beginn im eigenen Kinderzimmer, dabei sollte nichts im Wege stehen, was Schaden nehmen kann. Vielleicht führt man die Aufgabe anfangs gemeinsam aus und bewegt dabei die Düse mit Druck gegen die Wand. Ausgestreutes Konfetti oder Sandkrümel ermöglichen zusätzlich einen gut sichtbaren Erfolg. Beim Einsaugen von Bügelperlen entsteht ein zusätzliches, vielleicht besonders interessantes Geräusch.

Wischen, Bad und Fenster putzen, Abspülen

Zu Beginn ist es wichtig, auszuschließen, dass es durch die Putzmittel zu Verletzungen oder Vergiftungen kommt. Wenn Betroffene verschiedene Dinge immer wieder in Mund und Nase stecken oder ablecken, sollten gefährliche Substanzen gut verschlossen bleiben!

Viele Kinder lieben Wasser. Besonders mit kaltem Wasser beschäftigen sie sich gerne und ausdauernd. Dies kann für gemeinsame »Putz-Spiele« genutzt werden. Das Wischen des Bodens und der Fenster, vielleicht mit extra viel Schaum, kann eine bedeutende Wochenaufgabe für die Kinder darstellen, auch wenn anschließend bestimmt noch einige Schlieren oder

Streifen zu sehen sind. Das Abtrocknen der Oberflächen kann im nächsten Schritt erfolgen, hier ist der besondere Reiz ein starker Druck, eine schwungvolle Bewegung oder ein begleitendes Summen. Geschirr könnte anstatt in der Spülmaschine, auch von Hand gespült werden. Besteck, Töpfe und Plastikschlüsseln zerbrechen nicht so leicht und können mit einer harten Bürste bearbeitet werden. Die Temperatur des Spülwassers sollte an die Bedürfnisse angepasst werden.

Essen zubereiten

Auch das Backen, das Zubereiten von Frühstück, Mittag- oder Abendessen können zum gemeinsamen Erleben und zum Lernen vielfältig genutzt werden. Erneut hilft ein Blick auf die verschiedenen sensorischen Informationen: Ein wärmerer weicher Teig ist leichter zu kneten, fest aus dem Kühlschrank erfordert es mehr Kraft – fühlt sich jedoch durch die Kälte vielleicht angenehmer an. Beim Kochen selbst sind häufig Temperatur, Oberfläche oder Konsistenz der Lebensmittel oder der Küchengeräte ausschlaggebend, ob die Aktivität als angenehm oder unangenehm eingestuft wird. Damit verschiedene, auch komplexere Abläufe mit einbezogen werden, könnte zum Beispiel ein inklusives Kochbuch, wie »Kochen unverkohlt« vom Autismusverlag (Russi, 2021), genutzt werden. Hier werden die einzelnen Schritte mit Symbolen visualisiert, zusätzlich ist auch für nichtsprechende Menschen ein Benennen mit einem »Audiostift« möglich. Klare Strukturen, starke Farben und nicht zu viele Informationen auf einer Seite bieten passende visuelle Hilfen. Beim Tischdecken können Tischsets mit aufgemalten Platzhaltern Struktur bieten. Das Eindecken mit Kunststofftellern bietet dabei vom Gewicht, von der Oberfläche und von der Temperatur andere Informationen als ein Porzellangeschirr.

Die Angst vor Elektrogeräten, wie Staubsauger, Mixer u. ä.

Der Staubsauger ist für viele Betroffene ebenfalls ein Störreiz, auf den sie mit erhöhter Anspannung reagieren. Er steht stellvertretend für die unterschiedlichsten Geräte, welche im Alltag zum Einsatz kommen, wie der Waschmaschine, dem Mixstab oder dem Rasierapparat, und zu einer starken Überforderung führen können. Vermeidung führt eher dazu, dass die Angst sich vergrößert und sich auf weitere Objekte überträgt. Zu Beginn war es *nur* der Staubsauger, welcher nicht mehr verwendet werden darf oder sogar versteckt werden muss, Monate später sind es vielleicht Telefon, elektrische Zahnbürste und der Trockner. Wenn ein technischer Gegenstand eine starke negative Reaktion auslöst, sollte überlegt werden, welche Variation zu einem positiven Empfinden führt. Zum Beispiel kann man gemeinsam mit dem Kind und dem Rohr des Staubsaugers, auf den Boden liegende Murmeln, Linsen oder Perlen aufsaugen. Auch das »Einsaugen« von Haut, an den Beinen und Armen kann angenehm sein. Gerne begleitet durch ein zusätzliches Geräusch oder Wort, welches die gefühlte Aktivität unterstützt. Vielleicht ist es aber auch spannend, sich auf den Staubsauger zu setzen und dessen Vibration zu fühlen? Mithilfe von zunächst nur sehr kurzen Sequenzen kann hier einer Überreizung entgegengewirkt werden, bis es vielleicht sogar möglich und gewünscht ist, die gesamte Wohnung mit dem Staubsauger abzufahren.

5.3.3 Gemeinsame Regel- und Gesellschaftsspiele

»Mensch ärger dich nicht«, »Spiel des Lebens« oder ähnliche Tischspiele sind für viele Kinder mit Einschränkung nicht erlern- und spielbar. Zudem gilt für die meisten Tischspiele, je komplexer der Ablauf, umso weniger Aufmerksamkeit verbleibt für die gemeinsame Freude und den lebendigen Austausch. Wenn das Ziel das Erleben eines Gemeinschaftsgefühles ist, sind Spiele mit besonderen Effekten und mit Bewegungsangeboten hilfreich. Einige Ideen werden exemplarisch aufgeführt:

- **Luftballontennis:** An einem Tisch sitzend bekommt jeder Mitspieler ein weiches Schaumstoffrohr. Ein Luftballon wird in die Mitte gelegt und soll nun mit dem »Schaumstoffschläger« so lange wie möglich in der Luft gehalten werden.
- **Wattebällchen pusten:** Auf einem Tisch wird ein Spielfeld markiert und ein Wattebällchen soll in das gegnerische Tor oder über eine bestimmte Linie gepustet werden.
- **Memory:** Für einige Bilder werden Handzeichen oder Gebärden verwendet. So kann beim Aufdecken der Spielkarte die entsprechende Bewegung durchgeführt werden, wie das Nachzeichnen der Schnurrhaare bei der Katze oder die Lenkbewegung beim Auto.
- **Kartenspiele:** Beim UNO oder »Mau-Mau« kann die Handlung mit einem Wort oder Satz untermalt werden. Die Aufmerksamkeit wird somit intensiv auf die aktuelle Aktivität gelenkt: »Ich lege die Drei« oder »Ich habe die gelbe Vier«. Die Zahl könnte auch nochmals mit den Händen angezeigt oder passend auf den Tisch geklopft werden. Ein Ziel wäre es, dass keine sonst üblichen stereotypen Fragen, wie »Wann gibt es Es-

sen?«, »Wann kommt die Oma?«, den Spielfluss immer wieder unterbrechen, sondern der Fokus beim Spiel bleibt.

Besonders Spiele mit spannenden visuellen, auditiven oder mechanischen Effekten erleichtern die Fokussierung, Konzentration und das wechselseitige Spiel (*Doktor Bibber, Geräusche-Memory, Plitsch-Platsch Pinguin u. ä.*)

5.3.4 Rollenspiele

Um Symbol- und Rollenspiele zu verstehen und diese selbstständig zu spielen, müssen die Kinder bereits verschiedene Kompetenzen der frühen Interaktion beherrschen, wie Blickkontakt, Wechsel der Aufmerksamkeit, gemeinsame Aufmerksamkeit, aber auch Imitation und das Verbinden von Erlebtem mit der aktuellen Handlung. Vielen Betroffene gelingt dies nicht. Allerdings zeigen sich in einigen Situationen dennoch Ausnahmen: Wenn bestimmte Aktivitäten die Kinder ganz besonders interessieren, wenn sie sich und ihren Körper dabei gut spüren können, sind Austausch, Interaktion und auch einfache Rollenspiele hier durchaus möglich und auch weiter ausbaufähig.

Es ist möglich, dass ein Spiel mit Handpuppen gelingt, wenn das Füttern mit einem lauten Abbeißen, Schmatzen, deutlichen (Pendel-)Bewegungen und einem lauten *Aufstoßen* begleitet wird. Beim Spiel mit Tierfiguren werden häufig die wilden Tiere Thermische Reize wie Eis den Bauernhoftieren vorgezogen: Kämpfe und Rangeleien unter den Tieren werden intensiv und ausdauernd gespielt. Vielleicht gelingt es auch, bevorzugte körperliche Stimulationen mit in das Spiel einzubeziehen, wie ein gegenseitiges Durchkitzeln oder andere Rollenspiele mit besonderen Spürinformationen, wie das Abrubbeln eines Tieres, nachdem es in ein Wasserloch gefallen ist. Auch ein etwas ruhigeres Zudecken oder Einpacken, ein »Gute-Nacht«-Ritual, wie es das Kind jeden Abend selbst erlebt, kann eine Möglichkeit sein, Rollenspiele zu erlernen.

Wenn die Stimuli ganz besonders gestaltet werden, könnte auch ein ansonsten schwieriges Rollenspiel möglich werden. Beispielhaft wird hier ein Indianerspiel aufgeführt: Mit einer besonderen Kleidung, wie einen Ledergürtel, einer Weste oder breiten und festen Lederriemen an Armen oder Beinen, kann das Gefühl für den eigenen Körper intensiviert werden. Vielleicht möchte das Kind sogar einen großen schweren Kopfschmuck, mit ganz besonderen Federn tragen? Auch kann (unter Aufsicht) ein kurzzeitiges Festbinden an einem Baum Teil des Spieles sein. Einige Kinder lieben diese »Fesselspiele« besonders und drücken sich dabei zusätzlich fest an den Stamm oder arbeiten mit ihrem gesamten Gewicht gegen den Widerstand der Seile. Ein wilder Tanz um ein Lagerfeuer oder einen Lagerplatz wird mit rhythmischem Stampfen verbunden sowie einem lauten Rufen, Singen oder »Kriegsgeschrei«, wobei die Hand vor dem Mund die Töne zum Vibrieren bringt. Ein schwerer Gegenstand, der hin und her geschwungen wird, bietet einen Zugimpuls auf die Hand- und Armgelenke. Auch zusätzliche *Reiterspiele* können reizvoll gestaltet werden.

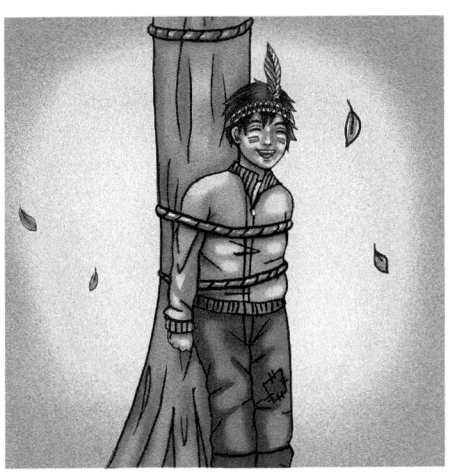

Abb. 5.2: Der feste Stamm im Rücken sowie der Druck der Seile an Bauch und Oberschenkel stärken das Körpergefühl

5.3.5 Basteln, Malen, Handwerksarbeiten

Feinmotorische Fähigkeiten beim Basteln, Malen oder Ausführen von Handwerksarbeiten erfordern ein differenziertes Zusammenspiel verschiedener Wahrnehmungsbereiche sowie eine gute Steuerung der motorischen Komponenten. Die Kinder müssen ihre Finger gezielt anspannen und bewegen können, der benötigte Druck muss an die Aktivität angepasst werden und zusätzlich benötigen sie eine Vorstellung, was sie gestalten möchten und wie sie die vorhandenen Materialien einsetzen.

Einige Kinder zeigen auch nach dem ersten Lebensjahr noch einen ausgeprägten Greifreflex. Sie halten beim Herumlaufen im Raum, beim Essen oder Spielen oft einen Gegenstand fest in ihrer Hand, ohne damit gezielt zu agieren. Um feinmotorische Tätigkeiten durchzuführen, aber auch um damit verbundene Interaktionen wie Geben und Nehmen zu ermöglichen, müssen diese Reflexe gehemmt werden. Mithilfe intensiver Spürerlebnisse an den Händen können Wahrnehmung und Motorik verbessert werden.

»Berührungsempfindliche Kinder setzen im Umgang mit taktil anspruchsvollem Material häufig übermäßig Kraft ein (z. B. klatschen sie auf den Rasierschaum oder die Fingerfarbe) Dieses Vorgehen ist eine kompensatorische Maßnahme: durch den Tiefdruck beim Klatschen wird der Berührungsreiz gehemmt und damit erträglicher. (Miller, 2020, S. 68)

Im Verlauf von Spielen und Aufgaben werden die Hände und Finger, ausgehend vom Handballen in Richtung Fingerspitzen, immer wieder massiert oder abgerollt, dabei können Bürsten, Bälle oder auch Schmirgelpapier zum Einsatz kommen. Zug oder Druck auf Hand- oder Fingergelenke können weitere wichtige Impulse sein, ebenso wie sich kurzzeitig auf die eigenen Hände zu setzen, oder diese kraftvoll hin und her zu wedeln. Auch das zeitweise Tragen von engen Handschuhen, Fingerlingen oder Manschetten kann das Körpergefühl verbessern.

Die Auswahl des Materials kann über Akzeptanz oder Ablehnung entscheiden. *Kinetic-Sand* ist ein besonders weicher Sand, er krümelt nicht und ist somit auch gut in der Wohnung verwendbar. Er klebt nicht an den Fingern und lässt sich gut kneten, Finger und Handflächen erhalten dabei einen besonderen taktilen Stimulus. Draußen im Garten bietet der leicht feuchte und kühle Sand im Sandkasten eine gute Rückmeldung. Vielleicht ist nach dem festen Eindrücken in die Form, nach dem Umdrehen und festem Aufschlagen dieser ein diffiziles Verzieren möglich? Wenn Fingerfarbe oder Rasierschaum zum Einsatz kommen, ist es hilfreich, wenn dies mit viel Druck und einer größeren Auflagefläche geschieht. Die Kinder zeigen dann weniger *Berührungsängste*. Auch eine gut gekühlte Farbe oder das Auftragen des Rasierschaumes auf einem kalten Fenster verbessert das Spürerlebnis und kann damit die positive Aufmerksamkeit erhöhen. *Fingerpinsel* sind eine ganz andere Erfahrung beim Auftragen von Farbe. Beim Anrühren von Gipsmasse kann eine größere Festigkeit oder grobkörnige Strukturen den Informationsgehalt und somit den Aufforderungscharakter zur Mitarbeit verändern. Auch das anschließende Anmalen der Formen bietet andere Reize als ein Blatt Papier.

Besonders in der Vorschulzeit sind Fertigkeiten wie Malen und Zeichnen Vorläuferfähigkeiten für das Schreiben, da das Halten und Führen des Stiftes eine gute feinmotorische Steuerung erfordert. Zu Beginn helfen dickere Stifte und größere Flächen. Eventuell könnte auch liegend auf dem Bauch oder an der Wand stehend gemalt werden. Weitere Hilfsangebote wie ein *Fingercar*, diverse Schreib- und Greifhilfen, die die Auflagefläche der Finger vergrößern, erleichtern ebenfalls die feinmotorischen Abläufe. Eine weitere

Möglichkeit ist es, einen großen, gut zu greifenden Stempel zu nehmen, welchen das Kind mit viel Druck auf das Malpapier drücken kann, bevor es dann das Bild nach seinen Wünschen und Möglichkeiten ausmalt. Das freie Malen ist nochmals komplexer, hier ist zusätzlich eine bildliche Vorstellung notwendig, um ein gewünschtes Objekt umzusetzen. Mithilfe eines »Leuchttablettes« entstehen starke Kontraste, die Lichtquelle unter dem Papier bündelt die Aufmerksamkeit zusätzlich. Als Motive eignen sich Grafiken und andere visuelle Strukturen, wie Fahnen, Markenlogos, Stadtansichten, all das, was das Kind im Alltag gerne betrachtet.

Im Werk- oder Bastelraum, im Hobbykeller oder in der Garage daheim finden sich weitere Beschäftigungs- und Regulationsmöglichkeiten. Egal ob Feilen oder Schmirgeln, Sägen, Schrauben oder auch Holz hacken – diese Arbeiten benötigen Ausdauer sowie Kraft und bieten propriozeptive und taktile Informationen. Das Spüren des feuchten, kalten und auch festen Tons wird von vielen Kindern als angenehm erlebt. Das Einschlagen eines Nagels biete eine gezielte Anspannung der beteiligten Muskulatur und bietet zugleich eine starke Rückmeldung für Muskeln und Gelenke. Besonders am Anfang ist oft eine gute Begleitung nötig, um Verletzungen vorzubeugen und ein gutes Gelingen zu ermöglichen. Zudem ist es wichtig, die Verarbeitungseigenschaften der einzelnen Materialien zu beachten. Beim Werken mit Speckstein können der aufkommende Staub, beim Feilen mit Holz die Späne verwirren und zu einem Erregungsanstieg führen. Deshalb sollten bei Bedarf unangenehme Materialien entfernt oder ausgetauscht werden, oder es könnten bestimmte Kleidungsstücke diesen Kontakt verhindern und so vor einer Überforderung schützen. Neben den Spürinformationen stärken das Fertigen oder Reparieren eines Gegenstandes Selbstbewusstsein und Selbstwirksamkeit.

5.3.6 Bücher anschauen

Ebenso wie die ersten Bastel-, Mal- und Zeichenübungen ist das Anschauen von Büchern ein wichtiger Entwicklungsschritt: Einerseits um Neues zu entdecken und um in spannende Geschichten und Welten einzutauchen, andererseits im Hinblick auf den Schulbesuch, bei dem Bücher ein wichtiger Bestandteil der Wissensvermittlung sind. Viele Kinder aus dem Autismus-Spektrum finden das Betrachten von Büchern und (unbewegten!) Bildern nicht ausreichend interessant. Sie können Zeichnungen nicht erkennen oder verknüpfen diese nicht mit der realen Welt, können bedeutungstragende Informationen nicht herausfiltern und fokussieren. Deshalb blättern oder zerreißen sie die Seiten und zerknicken den Einband, da dies die reizvollere Information bietet.

Um das Interesse an den Bildern selbst, am Inhalt der Bücher anzubahnen, benötigt das Kind eine entspannte Ausgangssituation: eine stabile Sitzposition in einem Sitzsack (kombiniert mit einer kleinen Massage), leicht wiegend auf dem Schoß oder bäuchlings auf der Schaukel. Zudem muss das Angebot selbst die Aufmerksamkeit wecken: Zeichnungen mit klaren Formen, starken Kontrasten oder Farben, Glitzer oder Leuchtelementen helfen beim Fokussieren und Erkennen. »Funktionsbücher«, bei denen durch Schieben, Drehen oder Druck sich etwas bewegt, sich verändert oder ein Geräusch erklingt, bieten spannende Impulse. Auch der inhaltliche Bezug zu persönlichen Interessensgebieten oder beliebten Tagesabläufen, wie Dinosauriern, Straßenbahnen, der Badewanne oder der Schaukel können den Einstieg erleichtern. Einige »Mitmach-Bücher« fordern zur aktiven Mitbewegung auf. Die gezeigten Aktionen wie Abtrocknen, Durchkitzeln oder sonstige Bewegungen können abwechselnd, teils auch mit einem Gegenüber durchgespielt werden: »Schlaf schön kleiner Igel«, »Nur noch kurz die Ohren kraulen« u. ä.

5.3.7 Auf dem Spielplatz, im Garten oder auf der Straße

Auf dem Spielplatz, im eigenen Garten, im Park oder auf dem Balkon können Eltern und BegleiterInnen verschiedene Spürinformationen anbieten, welche auch mit geringen motorischen wie auch kognitiven Voraussetzungen getätigt werden können. Die spannenden Tätigkeiten lassen gemeinsame Freude und Erfolg erlebbar werden.

Ein Fallbeispiel: Anja S., 24 Jahre, Down-Syndrom und Autismus

Anja besucht eine Tageseinrichtung, welche über unterschiedliche Angebote verfügt, wovon sie einige sehr sorgsam und mit viel Freude annimmt. Bei anderen Tätigkeiten zeigt sie eine große Unruhe, die teils zu körperlichen Übergriffen an MitpatientInnen oder anderen unerwünschten Verhaltensweisen führt. Einmal springt sie mit ihrer gesamten Kleidung in einen auf dem Gelände befindlichen Teich. Anja wird als »eigen« und »dickköpfig« bezeichnet. Die Überzeugung der Einrichtung, dass sich jede/r BewohnerIn an den täglich anstehenden Arbeiten beteiligen oder dies wenigstens versuchen soll, führt immer wieder zu Unstimmigkeiten.

Bei einem Termin vor Ort berichtete die Leiterin, dass Anja zur Zeit wieder etwas ruhiger und umgänglicher ist. Vor einigen Wochen (im Sommer) sei es allerding besonders schwierig gewesen, und sie musste einen Mitpatienten aktiv vor der jungen Frau schützen. Die Leiterin zeigt mir den Werkraum und die dortigen Arbeiten. Jeder Handgriff hier benötigt Kraft oder muss mit viel Druck ausgeführt werden und bietet so gute Möglichkeiten, den eigenen Körper zu spüren. Sie zeigt mir das Außengelände mit Reitanlage, Garten, Teich und dem Hühnerstall. Hier sind einige Bewohner und auch Anja damit beschäftigt, Eier aus den Nestern zu holen, dreckiges Streu zu entfernen und neues zu verteilen. Dabei klebt Streu an der Kleidung, die Hühner laufen aufgeregt herum, fliegende Federn und Streu führen zu zahlreichen undefinierbaren Reizen. Es ist ein kalter Tag im November, Anja ist mit einer Daunenjacke und eine festen Jeans bekleidet. Als sie nach einigen Minuten aus dem Stall kommt, streift sie ihre Hände mehrmals an der Hose ab, schlägt sich auf die Oberschenkel, läuft auf und ab und ist erst nach wenigen Minuten ruhiger und ansprechbar.

Ein Erklärungsversuch: Im folgenden Gespräch versuche ich den BetreuerInnen Anjas Verhalten zu erklären. Ihre heftigen Reaktionen, welche immer wieder den Alltag in der Einrichtung belasten, sind ihre einzige mögliche Antwort auf herausfordernden Situationen. Diffuse Reize kann Anja nicht ausreichend wahrnehmen und verarbeiten. Die Arbeit im Hühnerstall, besonders im Sommer, wenn sie nur mit einer kurzen Hose und einem Shirt bekleidet ist, führen zu einer Überforderung und folgenden Überlastung. Sie weiß sich nicht anders zu helfen, als in den »kalten« Teich zu springen oder die Anspannung an andere MitpatientInnen abzugeben. Es ist keine Unlust oder Trotzreaktion, sondern Tätigkeiten wie das Säubern des Hühnerstalles sind für Anja eine bedrohliche Situation. Wenn es draußen kälter wird und die lange Kleidung einen großen Teil ihres Körpers schützt, gelingt es ihr, diese mit einiger Anstrengung die Aufgabe zu erledigen. Im Werkraum sind die Impulse vorwiegend positiv und sie führt deshalb auch ihre Aufgaben sorgsam durch. Erst beim Aufräumen, beim Zusammenkehren der Späne wird es schwieriger. Dadurch bedingt, dass die vorherigen Arbeiten sie zumeist ausreichend beruhigt und positiv bestärkt haben, gelingt die unangenehme Aufgabe jedoch an fast allen Tagen.

Mögliche Hilfestellungen und Entwicklungen: In Zukunft wird bei den anstehenden Arbeiten gemeinsam mit Anja überlegt, welche Aufgaben gut geleistet werden können, bei welchen besondere Hilfen oder Vorkehrungen notwendig sind und welche vermieden werden sollten. Anstatt der Arbeit im Hühnerstall könnte sie stattdessen beim Umgraben oder Harken helfen. Oder der Dienst im Hühnerstall könnte zum Beispiel auf ein oder zweimal wöchentlich reduziert werden, dann geschützt mit langer Kleidung und Handschuhen sowie zusätzlichen Unterbrechungen, in denen sie ihre Anspannung durch Laufen oder Springen immer wieder reduzieren kann.

Auf dem Spielplatz

Der Spielplatz bietet mit seinen Spielgeräten verschiedene Impulse für die jeweiligen Wahrnehmungsbereiche an: Im Karussell, auf der Schaukel oder der Seilbahn lassen sich die inneren Organe durch die Beschleunigung spüren, der Gleichgewichtssinn wird zusätzlich angeregt. Auf dem Klettergerüst wirken starke Zugkräfte auf die Gelenke; wenn die Kinder auf dem Boden springen, gibt ihnen dies eine kräftige Rückmeldungen über ihre Füße und Beine bis in das Becken und die Wirbelsäule. Ein Trampolin (im Garten), eine Rutsche oder auch eine Wippe können die Kinder oft über einen längeren Zeitraum beschäftigen. Den Sand im Sandkasten wehren viele Kinder anfangs ab, der feine, warme Reiz ist eher diffus. Einige lieben hingegen das Gefühl, wenn sie den Sand durch die Finger rieseln lassen, visuell ähnelt dies fließendem Wasser und bietet somit einen zusätzlichen Reiz. Wenn das gleiche Spiel an kühleren und feuchteren Tagen angeboten wird, erfährt das Kind hier andere Spürinformationen. Dies kann die Toleranz und Fokussierung auf das Spiel verändern und stellt somit auch eine gute Übung zur Verbesserung der Flexibilität dar.

Im Garten und auf dem Hof

Umgraben, Harken oder das Zupfen von Unkraut sind Aktivitäten, die auch mit geringeren feinmotorischen Fähigkeiten getätigt werden können und gleichzeitig einen starken Impuls für den Körper bieten. Vielleicht gibt es die Möglichkeit, in einem nahegelegenen Park eine Runde auf dem Sitzrasenmäher mitzufahren; der ist zwar laut, aber die Vibrationen des Fahrzeuges und der vestibuläre Reiz werden meist sehr geliebt. Oder das Kind kann im Hof oder im Garten eine Kehrmaschine oder eine Schubkarre (mit-)schieben. Im Herbst können die Blätter mit einem Rechen zusammengekehrt werden. Ein fester Straßenbesen, vielleicht mit einem extra dicken Stil, kann für groben Schmutz oder kleine Steine genommen werden. Im Winter ist das Schneeschieben eine wichtige und zugleich körperintensive Arbeit.

Auch Unkraut- oder »Blumen-zupfen« in einem vorher abgesteckten Beet kann eine spannende Tätigkeit sein. Vielleicht besteht die Aufgabe darin, abgeschnittenes Grün in die Tonne zu werfen oder Schnittblumen in ein Gefäß zu stellen – z.B. nach Größe oder Sorte geordnet? Das Abschneiden von Verblühtem, Einsäen und Einpflanzen erfordern hingegen einen differenzierteren Umgang mit den erforderlichen Werkzeugen, eine gute Auge-Hand-Koordination und ein ausreichendes Gefahrenbewusstsein, damit Misserfolge nicht überwiegen und Verletzungen verhindert werden können. Garten und Hof bieten vielerlei Möglichkeiten zum Spannungsabbau, zur Stärkung des Körperbewusstseins, aber auch zur Anbahnung und Festigung (fein-)motorischer Fähigkeiten.

Ein Fallbeispiel: Manuel, 12 Jahre, Autismus
Von klein auf liebt es Manuel mit Gegenständen zu wedeln. Er nimmt Stöcke und Gräser in die Hand und bewegt diese viele Minuten hin und her. Dann sucht er sich ein neues Objekt, welches er ebenfalls in Bewegung bringt, immer nah vor seinen Augen. Manchmal reißt er Papier aus Heften und Büchern in kleine Teile und lässt die Papierstückchen durch den Raum »fliegen«. Manuel ist fasziniert von intensiven visuellen Impulsen: Zu Beginn waren es das Signallicht beim Krankenwagen, Kreisel und Kugelbahnen, später Formen, Strukturen und grafische Muster – heute faszinieren ihn Schmetterlinge, Käfer und weitere Kleintiere, ihre schillernden Farben und Muster, aber auch der starke Kontrast, nochmal intensiver, wenn das Tier in Bewegung kommt. Besonders gerne beobachtet er, wie eine Ameise zum Beispiel über die hellen Terrassensteine läuft, wie ein Schmetterling fliegt Thermische Reize wie Eis oder wie ein Eichhörnchen durch die Bäume springt. Der Garten ist für Manuel ein Wohlfühlort. Eine Zeit lang musste seine Mutter gut aufpassen, dass er den Tieren dabei keinen Schaden zufügt, weil er sie genauer untersuchen wollte. Das ständige Abreißen von Blumen und Gräsern ist noch ein großes Problem. An schlechten und besonders angespannten Tagen findet sich im Garten keine einzige Blüte mehr an den Blumen. Manuel nutzt das Abreißen und Wedeln immer wieder als Stimming und auch zur Provokation – mit dem Ziel, seine Unruhe abzubauen und sein Selbstbewusstsein zu stärken.

Der Garten bietet noch weitere Möglichkeiten: Beim wechselseitigen Schieben der Kehrmaschine im Hof mit seinem Bruder wird immer viel gelacht. Hier ist Platz zum Rennen und Toben. Dann wieder sitzt Manuel konzentriert am Gartenteich und beobachtet seinen »Lieblingsfrosch«. Seit Neustem haben Manuel und seine Mutter die Schmetterlingsaufzucht für sich entdeckt. Im Internet werden Raupen bestellt, welche dann zuhause in einer Kiste mit einer Nährlösung gepäppelt werden. Nach einigen Tagen und Wochen verpuppen sich die Raupen. Manuel besucht den »Schmetterlingskindergarten« jeden Tag und bemerkt aufgeregt jede Entwicklung. Wenn es soweit ist und die Schmetterlinge aus ihrem Kokon schlüpfen, ist dies ein Freudentag für die ganze Familie. Besonders der Moment, wenn die Schmetterlinge die Flügel entfalten, diese einige Male hin und herbewegen und zu ihrem ersten Flug ansetzen. Später im Garten fliegen sie von Blume zu Blume, immer beobachtet von Manuel, der die ganze Zeit begeistert erzählt, mit seinen Händen wedelt und lächelt.

Vielleicht gelingt es im nächsten Jahr die Entwicklungen auf Fotos festzuhalten? Oder auch Bilder von einem Frosch oder einem Schmetterling (aus-) zu malen, etwas dazu zu basteln oder verschiedene Insekten in einem Buch zu bestimmen? Vielleicht lässt sich ein Quartett basteln, mit dem die Familie im Winter spielen kann oder mit dessen Hilfe Manuel anderen Kindern sein Wissen vermittelt. Zusätzlich sollte danach geschaut werden, ob es zum Ausreißen und Wedeln ein entsprechendes Stimming gibt, zum Beispiel Massagen der Hände und Finger, mit Zug auf die Gelenke, ein Gummiband am Handgelenk, an welchem bei Bedarf gezogen werden kann oder »Fingerhakel-Spiele«.

Barfußpfad

Einen Barfußpfad selbst herzustellen ist in einem kleinen Garten oder auf einem größeren Balkon möglich. In flachen Schüsseln oder Kisten können verschiedene Materialien im Wechsel angeboten werden: (Lego-)Steine, Rindenmulch, Sand, Holz, Rasenstücke und vieles mehr. Auch im Haus lässt sich eine Version mit Woll- und Filzplatten, einer Sisal- oder Kokosmatte, Korken oder Bausteinen zusammenstellen. Besonders zu Beginn eignen sich eher größere Auflageflächen, wie bei glatten größeren Steinen oder fester und feuchter Sand, als kleine Kieselsteine bzw. feiner, warmer Sand.

Straßenspiele, Hindernisparcours, Seilspringen, Gummitwist

Für Kinder mit Autismus könnten die unterschiedlichsten Variationen von Hüpf- Bewegungsspielen zu den geliebten und wichtigen Freizeitaktivitäten werden. Beim Spiel *Himmel und Hölle* sind das Hüpfen und feste Aufstampfen ausdrücklich erwünscht, der Rahmen und die Reihenfolge sind jedoch vorgegeben. Während eines Spieldurchganges kann sich das Kind ganz auf sich und seine Kästchen und die erforderlichen Bewegungen konzentrieren. Zusätzlich bietet dieses Spiel (und ähnliche Straßenspiele) eine gute Gelegenheit, Bewegung und Sprache zu kombinieren: Jeder Sprung wird mit einem Laut, einer Zahl oder einem Wort begleitet, je nach vorhandener Fähigkeit. Seilspringen oder Gummitwist bieten sich ebenfalls an und können als mögliche Alternativ-Beschäftigung bei Ausflügen angeboten werden. Die Schwierigkeit kann stetig gesteigert werden, bis hin zu einem abwechslungsreichen »Bewegungsparcours«. Hier kann, neben dem Hüpfen, auch geklatscht werden, die Fortbewegung erfolgt im Spinnengang, rückwärts, seitwärts und mit vielen weiteren Variationen. Es können Wege und Aufgaben aufgemalt, Reifen oder Stapelsteine platziert, Hindernisse bereitgestellt werden – je nach motorischen Möglichkeiten, Wünschen und Bedürfnissen.

Weitere Tätigkeiten, wie das Ziehen und Schieben von Gegenständen, Dinge um- oder abwerfen, können in einem *Parcours* als Aufgabe gesetzt werden. Im Alltag sind viele dieser Handlungen verboten und führen zu Auseinandersetzungen. Im Spiel können genau diese Aktivitäten gezielt angeboten und zur Entspannung genutzt werden. Indoorspielplätze bietet ähnliche Angebote, dabei stören sich einige Kinder auch nicht an der deutlich lauteren Umgebung. Die großen Rutschen, Bällebäder und riesige Trampoline sind so spannend, dass die Störreize kaum mehr wahrgenommen werden. Anderen Kindern gelingt diese Selektion nicht, vielleicht ist der Besuch einer Indooreinrichtung dann zu Abendzeiten oder bei gutem Wetter möglich, wenn dort weniger Betrieb ist.

Drachen steigen lassen

Wenn es dem Kind gelingt, am Himmel einen Drachen beim Fliegen zuzuschauen, könnte dies eine Aktivität für besondere Tage werden. Am sonnigen Himmel bildet das Flugobjekt einen guten Kontrast, die flatternden Bänder verstärken den visuellen Reiz. Durch das Halten des Drachens und dem damit verbundenen Zug auf die Gelenke kann das Kind seine Arme und Finger spüren, je nach Wind auch in Form von einer starken Vibration.

5.3.8 Spaziergänge, Wanderungen, Ausflüge

Ein Gang in den Park, um den Wohnblock, ins Feld oder auch zum Supermarkt können helfen, mehr Bewegung in den Alltag zu bringen. Es braucht dazu keinerlei Hilfsmittel, er kann jederzeit und ganz individuell angepasst werden. Die Wahl der Fortbewegung darf schnell oder langsam, teilweise hüpfend oder schleichend, stampfend oder im Zehenspitzengang gestaltet werden. Eventuell dürfen einzelne Mitläufer abwechselnd vorgeben, wie der nächste Abschnitt zu laufen ist, oder was der nächste Zielpunkt sein könnte.

Je nach Möglichkeit können ein Bach, ein See oder auch einzelne Pfützen ausgewählt werden, um darin die Füße zu baden oder auch mit den Gummistiefeln darin herumzulaufen und hineinzuspringen. Barfußlaufen auf der nassen Wiese oder über einen matschigen Weg, sind zu jeder Jahreszeit, aber besonders im Winter, ein intensiver Stimulus. Anschließend fest und warm eingepackt, lassen sich Fußsohlen und Zehen ganz anders spüren. Es gibt Kieselpfade, kratzige Steine, einen weichen Waldboden oder kleine Mauern zu entdecken, der gewählte Weg kann rückwärts, andersherum oder im *Zick-Zack-Kurs* gegangen werden, Laternen oder Bäume dürfen umrundet oder angetippt werden. Je nach Jahreszeit ist es möglich, mit den Füßen das Laub oder den Schnee vor sich herzuschieben, den Wind und den Regen auf der Haut zu spüren, oder seine Arme und Beine beim Schlitten mit voller Kraft einzusetzen und diese wahrzunehmen. Das Tragen eines Rucksackes oder einer Wasserblase können weitere Stimuli bieten, hier besonders in Bezug auf den eigenen Rücken und den Beckenbereich. Wanderstöcke, die fest auf den Boden aufgesetzt werden können, lenken die Aufmerksamkeit auf Hände, Handgelenke und den gesamten Arm- wie auch den Schulterbereich. Vielleicht ist auch eine (geführte) Nachtwanderung mit Fackeln, Leuchtstäben oder Laternen möglich, mit einer nicht zu großen Gruppe.

In einigen Gemeinden gibt es Schaukelwege, Barfuß- oder Erlebnispfade, vielleicht sogar einen ganzen Sinnesparcours (wie Schloss Freudenberg in Wiesbaden), für die sich auch eine weitere Anreise lohnen. Eine größere Baustelle mit imposanten Baggern und Lastwagen oder das Außengelände eines Flughafens können ebenso spannende Ziele eines Ausfluges werden. Bahnhöfe, eine alte Zeche oder für Besucher zugängliche Industriegelände bieten spannende visuelle Informationen und motivieren, die Umgebung zusammen zu erkunden.

Der Austausch über das Erlebte verstärkt das Gemeinschaftsgefühl: Wie fühlt sich ein Baumstamm am Wegesrand an? Was ist zu spüren, wenn die

Hände über die Blätter einer Hecke, an einem Geländer oder einer Hauswand entlang streichen? Was kitzelt oder kribbelt auf der Haut, was hinterlässt ein unangenehmes Gefühl? Bei negativen Empfindungen nehmen Sie die Handinnenfläche Ihres Kindes, bieten dort einen Druckimpuls oder eine Massage an, damit das positive Erleben am Ende überwiegt. Variationen und Entdeckerfreude sind bei solchen Ausflügen nicht nur erlaubt, sondern erwünscht. Wenn es gelingt, den Fokus auf die Art der Fortbewegung, auf das Spüren von Untergründen oder weitere interessante Ziele zu lenken, wird der Spaziergang zu einer wunderschönen Erfahrung.

Gegensätzliche Empfindungen, ein Fallbeispiel: Peter, 36 Jahre, Autismus.
Peter liebt die Ruhe in seinem Zimmer, aber auch sehr lange Spaziergänge durch den Wald. Situationen, in denen es laut und unüberschaubar ist, meidet er. Im Essensraum seiner Einrichtung sitzt er lieber, entfernt von den anderen, am Fenster. Regelmäßig gehen Peter und seine Eltern mit Freunden wandern. Peter genießt diese Ausflüge. Doch schon kurz nach dem Start ist Peter mit seinem schnellen Schritt weit vorne und seine Mutter muss aufpassen, dass die Gruppe ihn nicht aus den Augen verliert. Dann wieder lässt sich Peter an den Schluss zurückfallen und läuft einige Meter hinter den anderen her.

Wenn ein Volksfest ansteht, freut sich Peter schon Wochen vorher auf das Ereignis und teilt dies jedem, der es hören möchte, mit. Die Fahrt mit der Achterbahn ist dann der Höhepunkt des Tages, am liebsten fährt er mehrmals hintereinander. Dabei macht es ihm kaum etwas aus, sich in der Warteschlange anzustellen, die Geräuschkulisse, die vielen Menschen, die Lichter, all dies bereitet ihm in diesem Moment keine Probleme. Erst zum Ende des Tages, wenn die letzte Fahrt hinter ihm liegt, wird Peter unruhig. Die umgebenden Reize werden nun verstärkt wahrgenommen und er beginnt laut zu tönen. Die gesamte Familie ist froh, wenn sie den Festplatz hinter sich gelassen haben. Ein anschließender Spaziergang hilft, die aufkommende Spannung zu reduzieren und Peter den Abschied zu erleichtern.

Ein Erklärungsversuch: Peter ist für viele auditive sowie auch visuelle Reize sehr empfindsam. Stimmengewirr, das Klappern von Besteck, aber auch das Geräusch von aneinander reibender Kleidung irritieren ihn. Beim Spaziergang hält er vorwiegend Abstand, um die Bewegung, das Spüren seiner Beine und seines Oberkörpers, genießen zu können. Beim Volksfest ist seine gesamte Konzentration jedoch auf die intensiven körperlichen Stimulationen der Achterbahn oder anderer Fahrgeschäfte gerichtet. Weitere Impulse nimmt er jetzt kaum wahr, die »Monowahrnehmung« erleichtert somit den Aufenthalt auf dem Volksfest.

5.3.9 Kontakt mit Tieren

Die Begegnung mit Tieren kann nicht nur in der tiergestützen Therapie förderlich für die gesamte Entwicklung der Kinder sein, sondern auch zuhause sind positive Veränderungen durch diesen besonderen Kontakt möglich. Je nach persönlichen Eigenarten des Mitbewohners können entweder tiefenstimulierende, taktile oder visuelle Wahrnehmung, Regulation und Interaktion gestärkt werden. Die Tiere werden gebürstet, gereinigt und versorgt oder einfach nur beobachtet. Auch wenn ein Tier zusätzliche Arbeit und Kosten verursacht, ermöglichen die Begegnungen und die wiederkehrenden Aufgaben wichtige Impulse zum (sozialen) Lernen. Einige Stellvertreter werden folgend vorgestellt:

Hunde

Die unterschiedlichen Rassen und ihre Eigenarten wirken sich unterschiedlich auf das Miteinander aus. Von vielen Kindern werden größere, kräftige und etwas behäbige Tiere bevorzugt. Deren Präsenz, die Schwere des gesamten Körpers oder auch der einzelnen Pfoten, die deutlich fühlbare Körperwärme, aber auch die gut beobachtbaren Bewegungen der Ohren, ein weit aufgerissenes Maul und die lange Zunge bieten spannende Informationen. Einige Rassen, wie Labrador oder Golden Retriever, reagieren sehr sensibel auf die Bedürfnisse der Kinder, sie sind gutmütig auch bei teils ungestümen Bewegungen der Kinder und stärken so eine positive Beziehungsentwicklung. Kleinere Tiere hingegen bieten mit ihrem geringen Gewicht und ihren teils hektischen Bewegungen viele verschiedene und somit schwerer einschätzbare Informationen. Hier kann sich, besonders bei bereits vorhandener verstärkter Erregung des Kindes, die Anspannung im Kontakt mit dem Tier nochmals verstärken. Einige Kinder bevorzugen aber gerade so ein kleines, leichtes Tier – je nach Wahrnehmungsbesonderheit.

Katzen

Katzen habe ihren eigenen Kopf und meist braucht es mehr Zeit, bis sich das Kind mit Autismus an eine Katze gewöhnt und umgekehrt. Aber vielleicht ist gerade die eigene Persönlichkeit, die Unabhängigkeit des Tieres, welche bei den Kindern keinen Erwartungsdruck aufkommen lässt und ihnen den Freiraum gibt, von sich aus und in ihrem Tempo auf das Tier zuzugehen. Wenn die Kontaktaufnahme gelingt, wird das Anlehnen und Entlangstreichen der Katze, die sich mit ihrem gesamten Gewicht an den Körper des Menschen drückt, sowie das feste Stoßen des Kopfes, meist genossen. Diese für die Katze entspannenden Bewegungen vollziehen sich oft in einem ähnlichen Rhythmus, mit einem prägnanten Druckimpuls. Nach mehreren Wiederholungen ist dem Kind dieser Impuls bekannt und es kann sich dann ebenso entspannen. Das Schnurren der Katze bietet durch die Vibration einen deutlichen taktilen Stimulus. Auch bei den Katzen wird eher ein großes, kräftiges Tier toleriert als ein junges ungestümes Kätzchen. Oder aber das lebendige Jungtier mit seinen schnellen Reaktionen beim Wedeln mit Spielzeug ist besonders interessant.

Schnecken

Schnecken als Haustiere finden immer häufiger Beachtung. Gerade für Kinder mit Autismus können die Besonderheiten der Schnecke eine gute Möglichkeit zur Entspannung bieten. Nicht jedem Kind gelingt es ausreichend, sich schnell bewegende Objekte visuell zu verfolgen. Die Schnecke verweilt jedoch ausreichend lange an ihrem Platz und ihre Bewegungen vollziehen sich nahezu in Zeitlupe. Ihre geringe Größe lässt sogar eine Beobachtung in ihrer Gesamtheit zu, auch wenn das Kind ganz nah an das Tier herangeht. Die Schnecke bewegt sich nicht aus dem Blickfeld des Betrachters und so können die feinen Zeichnungen des Schneckehauses, die besondere Oberfläche des Körpers und die sich bewegende Fühler auch über einen längeren Zeitraum beobachtet werden. Einige Kinder mögen es, die Tiere nicht nur zu beobachten, sondern diese auf ihrer Hand zu spüren: den kühlen und feuchten Fuß der Schnecke, die ganz langsame Bewegung.

Fische

Für viele Menschen, mit oder ohne Autismus ist das Beobachten von Fischen entspannend. Ein Aquarium ist ein begrenzter Ort, mit verschiedenen Lichtquellen, Spiegelungen, Strukturen und bewegenden Objekten, welche ihrerseits interessante Farben und Formen aufweisen und sich ununterbrochen bewegen. Kinder, die starke visuelle Informationen bevorzugen, lassen sich vielleicht durch eine besondere Bepflanzung, Beleuchtung oder einen speziell gemusterten Zierfisch für diese ruhigen und *sauberen*

Haustiere begeistern. Dabei müssen sie keine Angst haben, dass ihnen das Tier zu Nahe kommt, laut wird, wegläuft oder beißt.

5.3.10 Gebrauch von Fernseher, Handy und Laptop

In vielen Familien sind die technischen Geräte wichtige Unterstützer zur Beruhigung der Kinder, in belastenden Situationen lassen sich Kinder mit der Aussicht auf Handy- oder Laptop-Zeit teilweise beruhigen. Aber auch als Zeitvertreib im Tagesablauf und als Lernhilfe bieten sie sich an, da hier die Konzentration oft über einen längeren Zeitraum gehalten werden kann.

Es gibt Studien, die belegen, dass sich übermäßiger Technikkonsum auf die Lernfähigkeit und Aufmerksamkeit der Kinder negativ auswirkt. Familien erleben dies im Alltag zum Teil anders. Das Kind schaut freudig erregt auf den Bildschirm, spricht eventuell Wörter nach, singt bei Liedern mit oder erledigt kleine technische Spiele. Einige Kinder haben zum Teil wichtige Alltagsfähigkeiten mithilfe eines Computers erlernt. Wenn die Kinder das Spielen auf einem Bildschirm favorisieren, sollten sie diesen auch zeitweise nutzen dürfen. Vorhersehbarkeit, besondere visuelle und auditive Effekte, geringe Anforderungen an das eigene Körperbewusstsein sowie an wechselseitiger Kommunikation, verschaffen den Kindern ein Wohlgefühl und Erfolgserlebnisse.

Es ist allerdings ein bedeutender Unterschied, ob eine Fähigkeit in einem Spiel, auf einer virtuellen Plattform getätigt wird, oder ob dies im realen Leben geschieht. Auch wenn Kinder hier teilweise kognitive Fähigkeiten beherrschen, ist der Übertrag in das reale Leben eher unwahrscheinlich. Farben oder Formen auf Vorlagen zuzuordnen ersetzt nicht die motorische Aktivität. Es entspricht eben nicht der realen Situation, in der ein Gegenüber eine Aufgabe stellt, diese Tätigkeit mit »echten« Gegenständen durchführt wird und sich eventuell dabei noch ein weiterer Austausch ergibt.

Trotzdem kann das geliebte elektronische Gerät in einem begrenzten Rahmen auch als Rückzugs- und Entspannungsmöglichkeit angeboten werden. Um Interaktionsfähigkeiten und die Freude am Miteinander zu stärken, sollten Angebote ausgewählt werden, die Bewegungen und Interaktion mit einem realen Gegenüber beinhalten, wie gemeinsames Karaoke-singen oder (interaktive) Sportprogramme vor dem Fernseher.

5.4 Musikangebote

Die Bedeutung der Musik innerhalb therapeutischer Angebote wird zunehmend größer. Es gibt zahlreiche Berichte von Menschen mit Autismus, die faszinierende Fähigkeiten bezüglich eines Instrumentes zeigen: Das »absolute Gehör«, bei dem ein Musikstück, welches nur einmal gehört wurde, fehlerfrei nachgespielt wird. Eine Mutter, die erzählt, dass ihr Kind sich das Klavierspiel ohne Hilfe angeeignet hat, oder die Beobachtung, dass ein sonst so unruhiger Junge, in der musikalischen Frühförderung die gesamte Zeit ruhig auf seinem Platz sitzt.

Musik hat nicht nur im therapeutischen Setting eine besondere Stellung, sondern sollte bei der Freizeitgestaltung und in Bezug auf Regulation ergänzend angeboten werden. Klänge und Töne bietet verschiedene Impulse für die gesamte Körperwahrnehmung, sei es über das Hören und das Erleben der Schallwellen am Trommelfell wie auch über das Tasten der Vibrationen. Einige Betroffene legen ihr Ohr bevorzugt direkt auf den Lautsprecher, um die Intensität nochmals verstärkt wahrzunehmen – ähnlich der Situation, wenn die Musik über Kopfhörer gehört wird. Musik kann dabei aktivierend wie auch spannungsregulierend sein.

Die unterschiedlichen auditiven Impulse, wie hohe oder tiefe Töne, leise, laute, durchdringende und zarte Klänge, lenken die Aufmerksamkeit vielfältig auf auditive Impulse und unterstützen somit langfristig die Fähigkeit zur Verarbeitung von Sprache. Ob ein Musikstück oder eine Singstimme positiv oder negativ eingestuft wird, ist abhängig von den jeweiligen Klangfarben, von den Melodien, aber auch der Vortragsweise. Einige Kinder können bestimmte Kinderlieder im Kindergarten nicht ertragen, sind aber zum Beispiel fasziniert von bestimmter Pop-Musik, wie bei »Shakira«. Dabei sind es wahrscheinlich die orientalischen Einflüsse, mit den besonderen Tonbewegungen, aber auch klare Taktvorgaben zum Nachahmen und »Mit-spüren«, wie bei *Techno*, *Rap* oder auch klassischer Musik. Die Hitlisten der Kinder werden auch beeinflusst von einem zusätzlich, interessant gestalteten Videoclip, mit bunten Bildern, tanzenden Menschen, Glitzerkostümen, Comicfiguren oder Special-Effects.

Bei der aktiven Gestaltung von Musik, egal ob mit einem Instrument oder der eigenen Stimme, gibt es weitere Prozesse, die die Entwicklung und das allgemeine Wohlbefinden der Kinder positiv beeinflussen. So wirkt sich die teils erforderliche längere Ausatmung beim Musizieren auch auf die Atmungsfrequenz und den Atemrhythmus der Kinder aus. Besonders in Bezug auf Situationen und Arbeitsprozesse, bei denen das Einhalten von

Strukturen und Taktung erforderlich ist, können sich dadurch Fortschritte zeigen, beim eigenständigen Musizieren (blasen, streichen oder schlagen) in den entsprechenden (fein-)motorischen Fähigkeiten.

Wenn Musizieren, egal in welcher Form, gelingt, stellt dies eine gute Möglichkeit zur Freizeitbeschäftigung dar. Es kann Teilhabe ermöglichen, besonders wenn das Musizieren in einer Gruppe oder in einem Orchester möglich ist.

Singen, die eigene Stimme klingen lassen

Beim Singen ist die Stimme und damit der Kehlkopf das *Musikinstrument*. Die gezielte Stimmgebung und das Singen von Versen und Lieder wirken sich positiv auf die Variationsmöglichkeiten der Sprechstimme und somit der Prosodie sowie auf Sprechfluss und Artikulation aus. Wenn Kinder zum Singen animiert werden sollen, braucht es zu Beginn mitreißende Lieder, wie »Hey, Pipi Langstrumpf!«, der Klassiker »Aramsamsam« oder »In der Weihnachtsbäckerei«. Je lauter und rhythmischer mitgesungen werden darf, umso mehr Aktivitäten zeigen sich beim Zwerchfell, dem Brustraum, dem Kehlkopf und dem Mundbereich. Ganzkörperliche Bewegungsangebote wirken zusätzlich motivierend.

Klangschalen, (Stahlzungen-)Trommeln, weitere Percussioninstrumente

Klangschalen haben einen ganz besonderen Klang, der viele Kinder aufhorchen lässt und die Neugier weckt. Die Vibrationen sind gut fühlbar und übertragen sich beim Auflegen auf die einzelnen Körperteile. Die verschiedenen Schalen oder auch sogenannten »Zungentrommeln« können einfach zum Klingen gebracht werden und sind auch für Kinder mit einem starken Bewegungsdrang geeignet, da die Instrumente zumeist sehr robust sind. Ein Schlagzeug oder eine Trommel wird mit Stöcken oder den Händen geschlagen. »Boomwhackers« sind unterschiedlich lange Kunststoffröhren, welche auf Gegenstände oder Untergründe geschlagen werden können. Der Klang dieser Instrumente ist sehr intensiv, die Töne enthalten verschiedene, jedoch vorwiegend tiefe Sequenzen. Bei starker Stimulation werden diese zumeist länger toleriert als höhere Töne. Auch das Trommeln selbst bietet durch den Aufschlag einen kräftigen (Druck-)Impuls für den gesamten Körper. Bei diesem Spiel erleben die Kinder unmittelbar ein prägendes Klangerlebnis, welches den Zugang zu weiteren Instrumenten ermöglichen kann.

Klavier

Das Klavier ist ein großes beeindruckendes Instrument. Hier können von Beginn an laute Töne und kleine Melodien produzieren werden. Das Tastenspiel, welches vergleichbar ist mit einem intensiven, gezielten »Finger klopfen«, führt beim Anschlag auf die Tasten zu einem propriozeptiven Impuls, ebenso wie bei einem Digitalpiano. Nicht aber einem Keyboard, hier fehlen die starken Impulse für Finger, Hand sowie dem gesamten Körper, sodass Ausdauer und Konzentration hier eventuell geringer sind. Das im Alltag zumeist störende *Finger klopfen* bekommt beim Klavierspiel eine wichtige Bedeutung und rückt in den Fokus der Aktivität.

Trompete, Flöte und weitere Blasinstrumente

Auch eine Trompete oder eine Flöte hat einen prägnanten, lauten Klang. Das Erlernen der erforderlichen Technik und besonders der Einstieg in das Spiel sind jedoch schwieriger. Die Stimulationen und Rückmeldungen für den eigenen Körper sind aber vielfältiger: eine starke Aktivität von Zwerchfell, Lunge, Schulter, Kehlkopf sowie die Lippen- und Wangenmuskulatur ist notwendig und muss zusätzlich koordiniert werden, um den Anblasedruck zu erzeugen und zu variieren.

5.5 Sportangebote

Bewegungen in Form von Sport sind ebenfalls eine gute Möglichkeit der Freizeitgestaltung. Die Umsetzung in Form einer Individualsportart ist zumeist leichter möglich. Gruppenangebote führen teilweise durch die komplexere Aufgabenstellung zu neuen Schwierigkeiten, andererseits können soziale Kompetenzen bei gleichzeitiger körperlicher Regulation leichter erlernt werden. Entscheidend, ob ein Angebot angenommen und auf längere Zeit durchgeführt wird, ist die individuelle Körperwahrnehmung, die Möglichkeit zur Umsetzung der Aufgabe und eine ausreichende Bereitschaft, diese Sportart zu erlernen. Im Sport werden viele Äußerungen aus dem Alltag, welche negativ bewertend gemeint sind, ins Gegenteil umgekehrt. Aus »Lauf doch nicht immer weg« wird: »Lauf los, weiter, schneller«, aus »Zappel nicht so mit den Füßen« wird: »Nimm die Füße noch höher« oder »Streck‹ die Beine«. Der Drang nach Bewegung bekommt nun eine besondere positive Aufmerksamkeit.

Das Absolvieren der jeweiligen Sportart hilft den Betroffenen, ein besseres Gefühl für den eigenen Körper zu bekommen, unterstützt beim Abbau von vermehrter Anspannung und wirkt ausgleichend auf das vegetative Nervensystem. Wenn der Sport im weiteren Verlauf in Form eines Wettkampfes ausgeführt wird und dieser gut geleistet werden kann, ist dies eine zusätzliche Bestätigung des Selbstwertgefühls. Sport im Verband kann durch das Gefühl der Zugehörigkeit zu einem Team oder einer Mannschaft die Integration stärken.

Basketball, Handball, Fußball

Bei den komplexen Teamsportarten sinkt nach einigen Teststunden häufig die Begeisterung für die neue Aktivität. Die erforderlichen Abläufe erfordern einiges an Übung und die Kinder müssen unter anderem schnelle, unvorhersehbare Bewegungen einzuschätzen lernen, sich flexibel mit der eigenen Mannschaft austauschen können und geplante Aktivitäten des Gegners erahnen. Häufig überwiegen jedoch Frustration und Überforderung, das Gefühl nicht ausreichend mithalten zu können und kein gleichberechtigter Teil der Mannschaft zu sein.

Das Treten, Werfen, Dribbeln oder Fangen des Balls erfordert zudem einiges an Körperkoordination, bietet andererseits aber auch eine starke Rückmeldung für den eigenen Körper und hilft somit Energie und Anspannung abzubauen. Viele Kinder genießen es, mit all ihrer Energie über den Platz zu laufen, das Gewicht, die Kraft und die Präsenz des Balls zu spüren.

Boxen (gegen einen Boxsack)

Ein Boxsack, in der Wohnung oder im Garten aufgehängt, ist eine gute Möglichkeit, um die erhöhte Anspannung in den Armen oder in den Schultern effektiv und schnell zu verringern. Damit es bei häufiger Anwendung nicht zu Verletzungen der Knöchel und Gelenke kommt, sollten die Schläge mit Boxhandschuhen, welche die Hand fest umschließen, ausgeübt werden. Alternativ können die Hände auch bandagiert werden, das enge Umwickeln mit Bandagen wird von vielen Betroffenen bevorzugt. Zeit und Intensität der Einheiten können je nach Situation gestaltet werden. Um der Aktivität einen Rahmen zu geben, können kleine Aufgaben abgearbeitet werden, wie abwechselnde Schläge, einmal mit dem gebeugten, einmal mit dem gestreckten Arm zusätzlich zu einer einfachen Schrittbewegung oder einem vorgegebenen Wechsel zwischen der rechten und der linken Hand.

Ein zeitgleiches Sprechen oder lautes Rufen kann bei stark erhöhter Anspannung den Abbau der Erregung zusätzlich unterstützen, dabei sind Schimpfwörtern oder Sätze wie: »Ich ärger mich!« oder »Der ist so gemein!« erlaubt und erwünscht.

Judo, Karate oder Wing Tsu

Bei den verschiedenen Kampfsportarten sind die Lenkung der Aufmerksamkeit auf den eigenen Körper und der optimale Einsatz der eigenen Kräfte wichtige Bausteine. Die Vertiefung der Atmung, ein gezielter Stimmeinsatz sowie häufige Wechsel zwischen An- und Entspannung verbessern das Körpergefühl und das Körperbewusstsein. Die zu erlernenden Bewegungen und Abläufe können bei Bedarf in kleinen Teilschritten erlernt und beliebig oft wiederholt werden, je nach individuellen Lernfähigkeiten. Gerade bei bewegungsfreudigen Kindern ist es so möglich, dass sie ihren »Energieüberschuss« im Alltag, nach einigen Monaten oder Jahren, deutlich besser lenken können.

Joggen, Walken

Wie auch in der Leichtathletik wird hier der Bewegungsdrang gezielt genutzt. Die Länge der zu bewältigenden Strecke ist nicht wichtig, es hilft jedoch, diese vorher festzulegen oder eine Zeit auszumachen, welche man erreichen/absolvieren möchte. Es sollten Strukturen geschaffen werden, um die Bedeutung der gewählten Bewegung zu festigen und somit im Alltag zu etablieren. Beim Joggen und Walken führen die regelmäßigen Stauchungen im Beckenbereich, die Mitbewegungen des gesamten Unter- und Oberkörpers, der Arme sowie der tiefe Atem dazu, die körperliche Anspannung zu reduzieren. Die schnell wechselnde Umgebung, das leichte Auf und Ab bietet einen zusätzlichen vestibulären Reiz.

Leichtathletik und Turnen

Die Kräfte, die bei einzelnen Disziplinen der Leichtathletik wie auch beim Turnen auf den Körper wirken, sind enorm: der Zug auf die Arm- und Handgelenke am Reck, die Stauchung der Arm- und Beinmuskulatur beim Laufen, beim Stoßen oder bei den Übungen auf dem Boden. Vielfältige vestibuläre Stimuli kommen hinzu, besonders bei starken Lage- oder Richtungsänderungen. Wenn der Einstieg dieser teils herausfordernden Sportarten mit guten verbalen und körperlichen Hilfen gelingt, das Kind ausreichend Zeit hat, Neues auf individuellen Wegen auszuprobieren, dann kann der Mensch mit Autismus nach seinen besonderen Bedürfnissen und je nach Tagesform die Sportart wählen und die Intensität anpassen. Die Energie in den Armen und Beinen wird bewusst gelenkt und in etwas Positives umgesetzt.

Radfahren, GoKart

Wenn es gelingt, die erforderliche Koordination zum Radfahren oder zum GoKart fahren zu erlernen, erleben wir die Kinder hier oft sehr ausdauernd. Der gleichmäßige Druck auf die Pedale, die Kraftübertragung bis in das Becken und den gesamten Bauchraum, das Spüren von Geschwindigkeit und Schwerkraft bieten gute Möglichkeiten, den eigenen Körper zu spüren. Im Straßenverkehr gilt es viel zu beachten und abzuschätzen, leichter wird es bei Fahrten über Felder oder auf ruhigen Radwegen. Wenn die Möglichkeit besteht, diesen Sport auf einer begrenzten Anlage auszuführen, wie einer Radrennbahn oder GoKart-Anlage sind Eltern überrascht, wieviel Durchhaltevermögen und Ehrgeiz in ihren Kindern steckt. Das Mitfahren auf einem Tandem oder die Nutzung eines feststehenden Indoor-Bikes bieten sich ebenfalls an.

Reiten, Reittherapien

Das therapeutische Reiten umfasst die Förderung durch einen intensiven Kontakt mit dem Pferd. Dies beinhaltet nicht nur das Reiten selbst, sondern auch Arbeiten und Pflege am Pferd und im Stall. Aber besonders die Zeit auf dem Tier bietet eine Vielzahl von Informationen – Reiten ist nicht reizarm! Es bietet viele körperliche Aktivitäten, intensive Stimuli für das Gleichgewichtssystem sowie Impulse für Körperspannung, Aufrichtung und Körpergefühl. Auch lassen sich auf dem Pferd viele Bewegungsübungen durchführen. Positive Veränderungen sind bezüglich Muskelspannung und Erregungspotential sowie der Konzentrationsfähigkeit möglich. Häufig ist auch ein besseres Zusammenspiel der einzelnen Sinne zu beobachten, Reaktionen werden vielfältiger, visuelle Fokussierungen gelingen, Lautieren, Wortabruf oder auch einfache Frage-Antwort-Aufgaben werden möglich. Eltern berichten, dass sie ihr Kind selten so ausgeglichen, entspannt und gleichzeitig wach und interessiert erleben wie auf dem Pferd. Zudem können viele Kinder durch körperlichen Nähe eine emotionale Bindung zum Tier aufbauen. Pferde reagieren auf Gestik, Stimme und weitere körperliche Signale, wie Atmung und Körperspannung, und bieten so besondere Kommunikationsmomente. Die Begegnung und der direkte Kontakt mit den großen Tieren festigt außerdem Selbstwertgefühl und Selbstvertrauen. Im Alltag sind weniger Vermeidungen, Ängste und Aggressionen beobachtbar.

Schwimmen

Bewegungen im Wasser bieten vielfältige Stimuli: taktil, den Tiefendruck betreffend, thermisch; aber auch vestibuläre und auditive Informationen wirken auf den Körper ein. Der Besuch des Schwimmbades ist durch die Umgebungsfaktoren für viele Familien eine große Herausforderung. Es empfiehlt sich nach Wochentagen oder Tageszeiten zu fragen, an denen das Bad weniger besucht ist. Es reduzieren sich nicht nur die Reize von außen, wie die Stimmen und das Schreien anderer Kinder, sondern es gibt auch weniger Konfliktpotential bezüglich ruhesuchender Badegäste. Das Kind hat dann eher die Möglichkeit, sich auszuprobieren und den Ausflug freudig zu erleben. Es kann ausprobieren, wie es sich anfühlt, fest auf das Wasser zu schlagen, mit den Füßen Spritzfontänen zu erschaffen, oder auch die eigene Stimme in dieser Umgebung laut klingen zu lassen.

Wenn das Schwimmen in Form von Schwimmunterricht erlernt werden soll, empfiehlt sich die Zusammenarbeit mit Lehrern, die Erfahrungen in der Arbeit mit Kindern mit besonderen Bedürfnissen haben und offen sind, ihr Programm flexibel zu gestalten. Das Anbahnen der richtigen Arm- und Beinbewegung bedarf zumeist mehr körperlich angepasster Stimuli als bei Kindern ohne Wahrnehmungsauffälligkeiten. Dabei kann eine vorsichtige Hilfestellung passend sein oder ein kräftiges Begleiten, Führen sowie Halten des Körpers und der Körperteile. Wenn ein Schwimmring nicht spannend genug ist, gibt es vielleicht einen Glitzerball, der aus dem Wasser geholt werden soll? Vielleicht ist das Schwimmbrett mit einer beliebten Comicfigur eine gute Motivation, die Schwimmflügel (eher fest aufgeblasen) mit dem Lieblingsfernsehhelden bedruckt ein guter Halt?

Teilweise genießen die Kinder den Ausflug so lange, bis es am Ende in die Duschräume geht. Einerseits möchten sie oft noch länger im Wasser verbleiben, andererseits ist, wie beim Kapitel 5.1.4.1 beschrieben, Duschen eine ganz andere Herausforderung als Baden, Planschen oder Schwimmen. Vielleicht könnte dieser oft schwierige Teil auf den Abend verschoben werden, nach einer kurzen Autofahrt oder einem Spaziergang. Dann sind einige der vielen aufregenden Erfahrungen weniger präsent, und neue Impulse können wieder verarbeitet werden. Aber vielleicht ist eine warme Regendusche im Anschluss oder der kalte Wasserschlauch auch genau richtig.

Wechselseitiger Blickkontakt, gemeinsame Freude und eine hohe Bereitschaft zur Kommunikation sind beim Schwimmbadbesuch oft zu beobachten. Das Planschbecken im Garten oder eine größere mit Wasser gefüllte Wanne sind mögliche Alternativen.

Tanzen

Tanzen ist eine lustvolle, rhythmische Bewegung zur Musik. Wie im vorherigen Kapitel bereits beschrieben, kann Musik helfen, die Aufmerksamkeit auf den eigenen Körper und den jeweiligen Moment zu bündeln. Gleichzeitige Bewegungen vermögen es, den Körper nochmals intensiver in Schwingung zu bringen, ihn zu spüren und alle Sinne auf das aktuelle Erleben zu bündeln. Der Wechsel zwischen An- und Entspannung, besonders stampfende oder auch abgehackte Bewegungen oder kreisende und pendelnde Einheiten, bieten Impulse für das Spüren der inneren Organe, für die propriozeptive Wahrnehmung, wie auch für den Gleichgewichtssinn. Deshalb ist das Tanzen zur Techno-Musik, Hip-Hop oder der »Irische Begrüßungstanz« besonders beliebt und bietet Ideen für weitere Tanzstile, Bewegungsfolgen oder einzelne Figuren. Aber auch ganz einfache, sich wiederholende (Schritt-)Folgen können eine freudvolle Freizeitbeschäftigung sein.

Wassersportarten, z. B. Segeln oder Surfen

Wenn Kinder das Element Wasser lieben, ist die Bereitschaft sich hier in weiteren Aktivitäten auszuprobieren, zumeist hoch. Grundkenntnisse im Schwimmen und das Tragen der Sicherheitsweste (vielleicht besonders eng geschnürt, damit diese als angenehm empfunden wird) sind Voraussetzung. Auf dem Boot oder auf dem Surfbrett sind die vestibulären Stimulationen durchgängig, wenn auch von unterschiedlicher Intensität. Kinder, welche viel Zeit auf der Schaukel verbringen, werden die Wellenbewegungen auf dem Wasser wahrscheinlich ebenfalls genießen. Die verschiedenen Tätigkeiten, wie das Holen oder Halten des Segels, bieten viele Zug- und Druckimpulse für Gelenke und Muskeln, für das viszerale sowie das taktile System. Die Umgebung unterscheidet sich auch visuell von den Bedingungen, welche in einer Turnhalle oder in einem Park gegeben sind. Das Wasser bietet wenige Impulse, die den Blick und die Aufmerksamkeit immer wieder (ab-)lenken. Einige Vereine bieten Segel- oder Kanutoren speziell für Menschen mit verschiedenen Behinderungen, auch aus dem autistischen Spektrum, an.

5.6 Lernsituation und Tagesbetreuung

Wintersportarten

Auch die Möglichkeiten im Winter Sport zu betreiben, sind vielfältig und (er-)fordern unterschiedliche Voraussetzungen und Fähigkeiten, je nach Wahl der Betätigung. Bezüglich der Körperwahrnehmung bietet Wintersport, bedingt durch die geringe Umgebungstemperatur, einen besonderen Reiz. Kälte, vor allem im direkten Kontakt mit Eis und Schnee, ist ein starker thermischer Impuls, welcher die Aufmerksamkeit auf den eigenen Körper erhöht. Bewegungen können so leichter erlernt und ausdauernder durchgeführt werden, ablenkende Umgebungsreize werden unwichtiger. Schneeanzug oder Daunenjacke bieten durch Kompression und großflächiger Auflage weitere starke Impulse an, welche die Aufmerksamkeit stärken und die Regulation unterstützen können. Zusätzlich bietet eine verschneite Landschaft visuell wenig unterschiedliche Einzelinformationen an. Sie kann leichter als Einheit wahrgenommen werden und bietet kaum Anlass zur Überforderung. Bei vorhandener Lichtempfindlichkeit hilft eine gut tönende Sonnenbrille, damit die helle Umgebung mögliche positive Erfahrungen nicht verhindert.

5.6 Lernsituation und Tagesbetreuung

Eltern sind häufig die »Fachleute« für ihr Kind und dessen Besonderheiten. Sie agieren als Übersetzer und Anwälte und geben ErzieherInnen, LehrerInnen und BetreuerInnen (nicht nur zu Beginn) oft wertvolle Informationen über ihr Kind.

In der Einrichtung übernehmen andere Personen diese Aufgabe. Es ist leider keine Selbstverständlichkeit, dass in den jeweiligen Einrichtungen immer ausreichend ausgebildete Fachkräfte für Menschen mit Autismus sind, welche die notwendigen Unterstützungen und Förderungen leisten können. Eine Integrationskraft kann das Kind im Kindergarten oder in der Schule zusätzlich unterstützen, damit es an den Angeboten teilnehmen und das zu vermittelnde Wissen aufnehmen kann und somit im Klassenverband seinen Platz findet. Dabei sind regelmäßige Absprachen aller Beteiligten unerlässlich, um aktuelle Entwicklungen und aufkommende Fragen aufeinander abzustimmen.

> Bei Körperbehinderten werden dahingehend große Fortschritte gemacht. Da ist man bereit zur Inklusion und ständig um Barrierefreiheit bemüht. Autistische Menschen

werden dabei größtenteils einfach vergessen. Warum? Warum klappt es mit der Bereitstellung einer Rampe, einem Gebärdendolmetscher und Braille schon so viel besser, aber nicht mit Stimming, einem Hilfsmittel für autistische Menschen zur Reizregulierung? Zu einem Rollstuhlfahrer sagt niemand, dass er das Laufen doch nur üben müsse. Das kann doch nicht so schwer sein. (Vero, 2020, S. 10)

Besonders bei anstehenden Veränderungen, wie Schuleintritt, Schulwechsel oder Arbeitsbeginn sollte die Unterstützung frühzeitig angeboten werden, und nicht erst, wenn die Anspannung steigt und die Schwierigkeiten für Betroffene und Umfeld kaum mehr handhabbar sind. Die Hilfen, welche folgend hier aufgeführt werden, können begleitend zum jeweiligen Förderkonzept oder den Lernplänen angeboten werden.

Außerhalb von zuhause zeigt sich einmal mehr, welche Förderziele bei Menschen mit Autismus besonders wichtig sind: es sind weniger sprachliche Ausdrucksfähigkeit noch Kognition oder mathematische Kompetenzen. Bei Schwierigkeiten der Interaktion und der Regulation sind Teilhabe im Kindergarten, aber besonders in der Schule und in der weiteren Tagesbetreuung kaum möglich. Die Kinder benötigen für sie passende Angebote und Lernziele sowie ausreichende Regulationshilfen, damit ein lebendigen Austausch, Freundschaften und soziale Entwicklung möglich werden.

5.6.1 Im Kindergarten

Der Besuch des Kindergartens ist oftmals eine besonders aufregende, wie auch bedrohliche Herausforderung. Es gibt dort einerseits zwar eine Vielzahl von Möglichkeiten zum Spüren, Stimulieren und Spielen, aber der Verlust der vertrauten Umgebung, veränderte Abläufe, neue Eindrücke und Verhaltensregeln führen oft zu einer stärkeren Erregbarkeit und somit vermehrten Autostimulationen.

Ein kleinerer Kindergarten, ohne offenen Gruppen und mit einigen festen Strukturen ist für die meisten Kinder hilfreich. Eine begleitende Integrationskraft kann besonders bei Schwierigkeiten aufklären und unterstützen. Misserfolge und gegenseitige Verständnisprobleme können so minimiert werden. In jedem Fall sollten auch die Anzeichen von vermehrter Erregung und mögliche Reaktionen bei Überforderung frühzeitig angesprochen werden, um negative Erlebnisse zu verhindern. Vielleicht gibt es ein Spielzeug, eine Melodie oder ein Ritual, welches zuhause besonders geliebt wird und beruhigend wirkt? Dieses darf gerne den zuständigen BetreuerInnen für den ersten Kontakt und die ersten Tage mitgegeben werden. Auch der Umgang mit besonderen Gefahrensituationen sollte im Vorfeld geklärt werden:

5.6 Lernsituation und Tagesbetreuung

Gibt es Lebensmittel, welche das Kind (noch) nicht essen kann, klettert es in unbeobachteten Augenblicken auf Tische und Schränke oder läuft es vielleicht bei Erregung auf die Straße?

Bei der Wahl der Einrichtung sollte auch ein Waldkindergarten in Betracht gezogen werden. Hier gibt es für das Kind ungleich mehr über die Körpersinne zu entdecken. Eine erhöhte Anspannung kann dort auf vielfältige Weise abgebaut werden und auch die Möglichkeit, sich und seinen Körper in Beziehung zur Umwelt zu erleben, ist Teil des Angebotes.

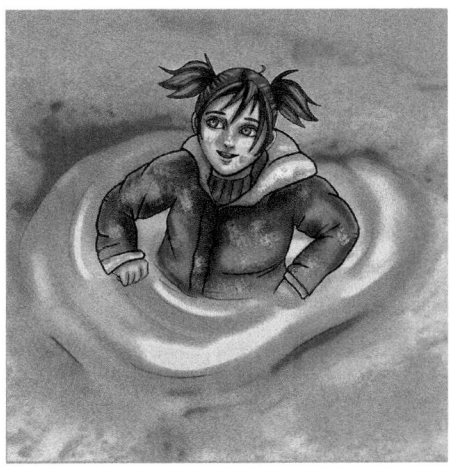

Abb. 5.3: Julia liebte die Zeit in »ihrem Schlammloch«. Im Waldkindergarten haben einige Kinder tiefe Pfützen weiter ausgegraben. Gut geschützt in einer Matschhose spielen sie hier mehrmals in der Woche. Julia liebte es bis zum Bauch im Schlamm zu stehen. Sie verbringt teils längere Zeit hier und genießt zu jeder Jahreszeit den Druck sowie die Kälte. Anschließend kann sie ruhiger und aufmerksamer an weiteren Gemeinschaftsspielen teilnehmen. Im Sommer im Garten füllt sie sich mit der Gießkanne Wasser in ihre Hose und Stiefel; im Urlaub im Wattenmeer watet sie begeistert durch den Schlick.

Um die Eingewöhnung und die Teilhabe am Kindergartenalltag zu erleichtern, ist eine frühzeitige Aufmerksamkeitslenkung des Kindes auf positiv stimulierende Impulse hilfreich. Dies könnte ein Besuch der Bewegungsräume ohne die gesamte Kindergartengruppe sein oder das Entdecken der Möglichkeiten auf dem Außengelände ohne zeitlichen Druck. Ein gemeinsames Schaukeln und Hüpfen, die Erlaubnis zum Ausprobieren von einfach zu spielenden Musikinstrumenten, Materialien zur Förderung der taktilen Wahrnehmung und anderen faszinierenden Neuentdeckungen sind weitere

Möglichkeiten. Später können auch andere Kinder hinzukommen und vielleicht neue spannende Erweiterungen einbringen. Folgend werden weitere mögliche Spiel- und Förderangebote im Kindergarten aufgeführt.

Die Gebärde der Woche

Im Kindergarten wechseln, u. a. je nach Jahreszeit, Themen, Dekorationen, Spiele und Aufgaben. Für nicht sprechende Kinder, aber auch zum ganzheitlichen Erleben von Sprache könnte eine »Gebärde der Woche« eingeführt werden. Diese wird an einem gut sichtbaren Platz aufgehängt und in möglichst viele Spiele und Angebote eingeflochten. Eine Veränderung oder Erweiterung der Gebärde, damit diese besonders körperlich spürbar und somit zu einem aufregenden Erlebnis wird, ist in jedem Fall erwünscht!

Sitzkreis

Wenn im Kindergarten Zeit für den Sitzkreis ist, werden viele Kinder mit Autismus dazu zwar eingeladen, aber meist springen sie nach kurzer Zeit wieder auf und suchen sich anderweitig eine Beschäftigung. Ruhig auf dem Stuhl zu sitzen, den Erzählungen der anderen Kinder oder einer Aufgabe zu folgen, bietet keine spannenden Informationen oder Impulse. Mit zusätzlichen kleinen Hilfen könnte es jedoch gelingen, dass das Kind für eine kurze Zeit an den Aktivitäten teilhaben kann: Auf dem Schoß einer ErzieherIn erfährt das Kind, mithilfe von Schaukel- oder Pendelbewegungen, vestibuläre Stimuli. Eine zusätzliche Hand- oder Igelball-Massage oder ein bereitgestelltes Eispad können ebenfalls helfen, Anspannung zu reduzieren, das Wohlgefühl zu bestärken und somit ein Verbleiben in der Situation zu ermöglichen.

Zudem sollten der Ablauf des Sitzkreises und die angebotenen Spiele so gestaltet werden, dass jedes Kind die Möglichkeit hat, teilzunehmen. Wenn das gemeinsame Singen mit Körperbewegungen, Finger- und Reimspielen verbunden wird, kann sich jedes Kind, individuell nach seinem Entwicklungsstand sowie seinen spezifischen Bewegungsmustern, einbringen. Wenn ein Kind häufig mit den Händen flattert, kann diese Bewegung bei »Alle Vögel fliegen hoch« ein Teil der Aufgabe sein. Wenn ein Kind, bei Aufregung gegen Begrenzungen schlägt oder in die Hände klatscht, können bei Liedern, wie »Backe-Backe Kuchen«, die sonst unbewussten Stimulationen gezielt eingesetzt werden.

Spielen mit anderen Kindern

Bedingt durch die Monowahrnehmung ist ein vielfältiger, lebendiger Austausch mit mehreren Kindern eine kaum zu bewältigende Aufgabe. Wenn das gemeinsame Spiel möglich werden soll, sollten verschiedenen Aktivitäten erst mit einem weiteren Kind und aufbauend in der Kleingruppe geübt werden. Das Kind mit Autismus soll dabei erleben, dass die anderen sein Spiel nicht stören, sondern dass es eine Bereicherung ist, mit ihnen zu spielen und zu lachen. Als Einstieg eignen sich Aktivitäten, welche das Kind auch mit den Eltern oder dem/der BetreuerIn gerne ausführt. Je einfacher und effektvoller das Spiel ist, umso leichter gelingt es, darüber in einen freudigen Austausch zu kommen: beim abwechselnden Werfen von Wasserbomben, beim gemeinsamen »Umkegeln« von aufgestellten Hindernissen, beim gegenseitigen Anstoßen auf der Schaukel.

Gemeinsame Tisch-Spiele

Mit anderen Kindern gemeinsam am Tisch Gesellschaftsspiele zu spielen, erfordert neben kognitiven auch ausreichend motorische Kompetenzen. Besonders wichtig sind aber Fähigkeiten, wie Abwarten können, dem anderen etwas mitteilen, teilen und abgeben können, verschiedene Abläufe nebeneinander tätigen sowie Flexibilität. Alle angebotenen Spiele sollten zu Beginn möglichst von kurzer Dauer sein, mit Unterstützung gut spielbar sein und über besondere Effekte verfügen, wie z. B. einem mechanischen oder auditiven Überraschungsmoment. Die Kinder lieben zum Beispiel *Kakerlakak* oder *Affenalarm* und zeigen sich dabei eher bereit, eigene Bedürfnisse kurzzeitig zurückzunehmen und Spielregeln anzuerkennen. Für kognitiv starke Kinder können die Spiele, je nach Fähigkeiten, deutlich schwerer und komplexer ausgesucht werden. Mithilfe von (Tisch-)Spielen, welche verschiedene Bewegungsangebote beinhalten, wird die Aufmerksamkeit dabei immer wieder auf den eigenen Körper gelenkt. Das zusätzliche Begleiten der Aktivitäten mit Gebärden verbessert Körperbewusstsein und Körpererleben im Alltag nochmals. Geeignete Spiele sind unter anderem *Ratz-Fatz in Bewegung, Tiptoi, Mitmach-Abenteuer, Mein erstes Mitmach-Spiel, Unser lustiges Tierparty-Spiel*. Viele Spiele können zudem abgeändert werden, damit sie spannender und vielfältiger werden. Einzelne Gegenstände oder Karten können gebärdet, mit einer Bewegung im Raum oder einer Emotion verknüpft werden. Gemeinsam mit den anderen Kindern können sich lebendige und ganz besondere Spielideen entwickeln.

5 Den Alltag gestalten

Gemeinsame Ausflüge – auch später in der Schulsituation

Bei geplanten Ausflügen in den Wald oder in den Zoo bedarf es einer guten Vorbereitung und Absprache von allen Beteiligten. Das Kind mit Autismus sollte nicht generell von diesen besonderen Aktivitäten ausgeschlossen werden! Ein Ausflug bietet, wenn er positiv verläuft, neue Möglichkeiten zum Lernen und zur Teilhabe. Um den Ablauf besser vorhersehen zu können und somit unnötige Erregung zu verhindern, kann der Ausflug vorher mit dem Kind besprochen werden: Das Herausstellen von spannenden Zielen kann zusätzlich mit Bildkarten unterstützt werden. Am Ausflugstag sollte an das geliebte Kuscheltier oder Lieblingsspielzeug des Kindes ebenso gedacht werden wie an sein bevorzugtes Essen oder Trinken.

Besonders wichtig sind jedoch erneut die vielfältigen Stimulationen! Wenn die Erregung steigt, wenn das Kind den nächsten Schritt, die nächste Aktivität verweigert, oder wenn Wartezeit überbrückt werden muss, sollte die Begleitung unterstützend eingreifen. Vielleicht kann das Kind auch bei längeren Wegen in einen mitgeführten Anhänger steigen? Die Fahrt durch Schlaglöcher oder über Kopfsteinpflaster bietet dabei eine intensive und zumeist regulierende Vibration des gesamten Körpers. Zusätzlich ausgestattet mit dem persönlichen Notfallkoffer, mit dem Wissen über weitere Stimmingmethoden und der Lenkung der Aufmerksamkeit auf wohltuende Impulse, kann der Ausflug gelingen. Ein entspannterer Umgang mit Veränderungen im Alltag, ein flexibleres Reagieren auf Unvorhersehbares werden so erlernbar werden.

5.6.2 In der Schule

Für Kinder, welche sich bereits im Kindergarten nur schwer in die Gemeinschaft einbringen und auf die bestehenden Angebote einlassen konnten, wird es in der Schulsituation selten leichter. Einige wenige profitieren von den klareren Strukturen, einem geringeren Lärmpegel und der besseren Vorhersehbarkeit der Ereignisse. Andererseits gibt es in der Schule auch besonders viele Regeln zu beachten, welche von allen Beteiligten eingehalten werden müssen und welche bei Nichtbeachtung häufig zu Sanktionen folgen. Wenn anstehende Aufgaben nicht ausgeführt werden, wird den Kindern häufig Unlust oder Trotz vorgeworfen. Der Anspruch, ein bestimmtes Ziel zu erreichen, eine Aufgabe zu einer vorgegebenen Zeit oder in einem festgelegten Rahmen zu erledigen lassen wenig Spielraum für die individuellen Bedürfnisse der Kinder. Der Druck von außen, aber auch der eigene Perfektionsdrang mancher Kinder lässt die Anspannung und das Stresspotential bereits nach wenigen Tagen Schulbesuch ansteigen.

> Es lohnt sich, bereits mit Kindern den Zusammenhang zwischen Reizaufnahme und Wohlbefinden bzw. ihrer Leistungsfähigkeit zu erklären. Je nach kognitiven Fähigkeiten lassen sich beispielsweise Mindmaps erstellen unter der Überschrift »Welche Sinne habe ich? Welche Sinnesreize sind für mich angenehm? Welche sind mir unangenehm?« (Miller, 2020, S. 74)

Besonders in der Schulsituation ist es wichtig, die Hilfen bereits dann anzubieten, wenn ein erster Anstieg des Erregungspotentials zu beobachten ist. Je früher die Interventionen ansetzen, umso besser gelingt die Regulation und die positive Lenkung der Aufmerksamkeit. Wenn die Hilfen erst erfolgen, wenn Druck und Anspannung bereits deutlich sichtbar sind, können diese oft nicht mehr greifen und es kommt zum *Overload*. Das Kind springt auf, läuft weg oder schreit, um sich zu beruhigen. Wenn dieses Verhalten im Kindergarten teilweise noch toleriert wurde, ist die Erwartung eines »angemessenen« Verhaltens in der Schule ungleich höher. Für die Betroffenen und die Begleitenden sind solche starken Überforderungssituationen besonders belastend. Die Angst vor dem nächsten Ausbruch führt teils zu einer dauerhaften Alarmbereitschaft, Lernen und Interaktion sind nicht mehr möglich. Mit jeder Woche und jedem Monat wird die Herausforderung Schule für einige SchülerInnen größer und zeigt sich in vermehrt fremd- oder selbstverletzendem Verhalten und kann sogar zu Schulverweigerung oder -verweis führen.

Mögliche Hilfen im Schulalltag

Im Austausch mit den Beteiligten sollten frühzeitig unterstützende Maßnahmen zum Einsatz kommen. Die Begleitung einer Integrationskraft sollte im Vorfeld und mit einer ausreichenden Stundenzahl beantragt werden – auch wenn der erforderliche Umfang der Maßnahme noch unklar ist. Wenn sich im Verlauf der ersten Schulwochen zeigt, dass die zu begleitende Stundenzahl verringert werden kann, ist dies möglich. Wenn der Schulstart jedoch ohne oder mit zu geringer Unterstützung beginnt, wird es schwierig, dem Kind zeitnah eine ausreichende Hilfe zur Verfügung zu stellen. Die bis dahin erlebten negativen Erfahrungen und auch die Schwierigkeiten in der Interaktion mit MitschülerInnen erschweren den weiteren Schulbesuch, Teilhabe und die Möglichkeiten zum Lernen.

> Obwohl ich unter den zweiundvierzig Kindern am lautesten schreien und am bösartigsten mit Gegenständen werfen konnte, vermochte sie mich und andere Kinder

vor meinen Wutanfällen weitgehend zu schützen. Dazu brauchte sie gar keine Strenge wie meine Mutter, sonders sie ließ mich ab und zu an die seitliche Wandtafel treten und gab mir die Aufgabe zu zeichnen. Meist zeichnete ich die Marktkirche in Hannover, weil sie ein so interessantes Kirchturm-Dach hat. Ich vertiefte mich mit aller Aufmerksamkeit in die schwierige Architektur und vergaß nach ein paar Minuten alle panikmachenden Ereignisse um mich herum. Danach konnte ich wieder am Unterricht teilnehmen. (Brien, 2012, S. 11)

Um das aktuelle Befinden im Schulalltag in Bezug auf Erregbarkeit, Aufnahmefähigkeit und verbesserter Wahrnehmungsverarbeitung zu verbessern, benötigen die SchülerInnen regelmäßige Regulationsangebote. Diese Stimulationen sollten vor, während und anschließend an die einzelnen Schulstunden erfolgen – auf dem Weg zur Schule, auf dem Schulhof, im Klassenzimmer, in der Mensa, den Sanitärräumen, bei den verschiedenen Gruppenangeboten, beim Verlassen des Klassenzimmers und auf dem Heimweg. Eine Integrationskraft kann die notwendigen Impulse anbieten, anstoßen oder daran erinnern, sodass das Kind diese selbstständig durchführt und später eventuell eigenständig übernimmt. Am Sitzplatz des Kindes sollten stets einige Hilfsmittel greifbar sein, andere Materialien könnte in der Schultasche mitgeführt werden. Je nach Situation können die Übungen intensiviert oder abgeschwächt werden. Auch ein Ortswechsel oder ein Abbruch der Situation sollte möglich sein. Vielleicht können Kind und Integrationskraft zu einem späteren Zeitpunkt in die Lernsituation zurückkehren und diese fortsetzen.

Vor Schul-/Stundenbeginn, zwischen den Stunden:

- Den Weg zur Schule bereits zum Stressabbau nutzen
- Treppenstufen hoch- und hinunterspringen
- Auf dem Schulhof Bewegungsstationen einrichten
- *Flitzpausen* einführen, in denen die Kinder schnell über den Schulhof laufen sollen
- Kleine Pausen mit Bewegungsübungen in der Klasse anbieten, wie *Apfelpflücken*, *Hampelmann* und weitere – gilt für alle Schüler!
- Im Sanitärraum kaltes Wasser über die Hände laufen lassen

Während der Schulstunden oder bei den Hausaufgaben:

- Fußtrainer oder Massagerollen unter dem Pult
- *Aktives Sitzen* auf einem mit Luft gefüllten oder mit Noppen bestückten Kissen
- Sitzen auf dem vorderen Stuhldrittel, um die eigenen Sitzhöcker spüren zu können

- Ein Gummiband um die Stuhlbeine, Druck mit den Beinen gegen den Widerstand
- Leichte Pendelbewegungen auf dem Stuhl
- Druckmassagen und Abklopfen rechts und links der Wirbelsäule, an Nacken und Schulter oder auf den Oberschenkeln durch die Integrationskraft
- Fersen fest auf den Boden, Handballen auf Oberschenkel oder die Tischplatte drücken
- Druckimpulse an einen Tennis- oder *Knautsch/Stressball* abgeben
- Ein kleiner Igelball kann unauffällig in der Handinnenfläche gehalten werden
- Zug- oder Druck auf die Hand- oder Fingergelenke, wie *Fingerhakeln*, Zug an einem Gummiband oder Spiel mit zwei starken Magneten
- Dehnen der Kopf- und Halsmuskulatur, vorwiegend zu den Seiten
- Leichte Pendelbewegungen mit dem Kopf
- Augenrollen oder starkes Augenzwinkern
- Positionswechsel, eventuell Stehen an ein Schreibboard

Ein Fallbeispiel: Julian, 14 Jahre, Autismus

In einem Elterngespräch berichtete mir Julians Mutter von einem besonders schwierigen Tag. »Julian kam mit dem Schulbus nach Hause. Schon beim Aussteigen bemerke ich, dass er heute besonders aufgeregt ist. Ich gehe ihm entgegen, nehme seine Tasche und versuche ihn auf dem Weg ins Haus etwas zu beruhigen: »Jetzt komm erst einmal rein, setz dich und erzähle, was passiert ist«. Julian folgt mir, setzt sich an den Esstisch und beginnt gleich mit den Füßen gegen ein Tischbein zu schlagen. Ich stelle ihm ein Glas Wasser hin und hoffe, dass »alles gut geht«. Doch seine Aufregung steigt. Julian beginnt laut über die Anderen in der Schule zu schimpfen, seine Stimme überschlägt sich. Ich versuche ihn zu beruhigen, doch er scheint weder meine beruhigende Stimme noch meine Worte zu verstehen.

Plötzlich springt er auf und läuft aus dem Hinterausgang in den Hof. Er schimpft noch lauter und ich weiß, dass sich die Nachbarn später wieder beschweren... Er zieht seine Schuhe und Socken aus, seine Hose... er wirft alles von sich! Er reißt sich sein T-Shirt von seinem Körper, wirft sich lang in den Hof, schimpft und tobt. Ich stehe da und bin völlig hilflos. Lange zehn Minuten kann ich mich ihm nicht nähern, kann ihm nicht helfen! Erst als er völlig »leer« ist, darf ich mich neben ihn setzen und fest in den Arm nehmen. Nach weiteren zehn Minuten gehen wir zusammen ins Haus. Julian zittert am ganzen Körper. Es war ein kalter

Februartag und der Boden war sogar noch leicht gefroren. Ich dachte »jetzt dreht er völlig durch«, und gleichzeitig »ich kann meinem eigenen Sohn nicht helfen, ich bin eine unfähige Mutter«. Es vergeht ein ganzer Nachmittag, bis endlich wieder etwas Ruhe einkehrt. Sogar in der folgenden Nacht zeigt sich die Unruhe erneut«.

Ein Erklärungsversuch: Die Erregung in der Schule war Julian bereits bei seiner Ankunft daheim anzusehen. Sich hinsetzen und davon zu erzählen, halfen Julian jedoch nicht, seine Erregung zu verringern. Die Tritte gegen das Tischbein waren ein erster Versuch, seine innere Anspannung zu vermindern, doch es reichte nicht aus. Erst das Zerreißen der Kleidung, das Schreien und besonders der kalte Boden im Hof boten ihm ausreichend Rückmeldung über seinen Körper und die Möglichkeit, seine Erregung abzubauen.

Mögliche Hilfestellung und Entwicklungen: Wenn im Alltag beobachtbar ist, dass Julian sich unter anderem durch thermische Reize gut beruhigen kann, sollten diese gezielt genutzt werden – eingebunden in ein Ritual, welches ihm direkt beim Heimkommen angeboten wird, wie eine kalte Dusche, ein Fußbad oder einige Eiswürfel in den Händen. Die Familie kann gemeinsam entdecken, ob es besser ist, mit nackten Füßen über die kalten Küchenfliesen zu laufen, den Ärger laut herauszurufen oder beides zu kombinieren. Weitere gut regulierende Aktivitäten wären einige Minuten auf der Schaukel oder das Hüpfen auf dem Trampolin. Nach einigen Wochen könnten die unterschiedlichen Angebote auf einer Tafel im Flur zu sehen sein, und Julian sucht sich selbstständig seine Aktivität aus. Wenn sich die Aufregung wieder gelegt hat, setzt man sich gemeinsam hin, tauscht sich eventuell noch über den Tag in der Schule aus und plant den weiteren Nachmittag.

Kinder, die besonders intensive Bewegungen benötigen, können im Schulalltag zusätzlich Aufgaben bekommen, die mit einer körperlichen Aktivität verbunden sind:

- Das Klassenbuch in das Sekretariat bringen
- Die Turnmatten vor der Sportstunde richten
- Bücher oder weitere benötigte Materialien im Lehrerzimmer abholen und in die Klasse bringen
- Dem Hausmeister einfache Tätigkeiten abnehmen

- Die Tafel oder Pulte reinigen
- Stühle und Tische rücken

Der Alltag im Klassenverband

Um die Teilhabe zu verbessern, müssen die Bedürfnisse von allen Beteiligten beachtet werden. Das heißt einerseits, dass SchülerInnen mit Autismus keine Benachteiligung durch die Diagnose erfahren und die notwendigen Hilfen auch eingesetzt werden dürfen. Andererseits ist es auch wichtig, dass die Bedürfnisse der MitschülerInnen Beachtung finden. Einige der Autostimulationen, wie ein ständiges Wiederholen von Satzteilen, lautes Klopfen oder besonders ausladende Bewegungen, führen zu einer vermehrten Unruhe im Klassenzimmer. Aber auch das Sitzen und Hüpfen auf einem Pezziball während der Schulstunde als mögliche unterstützende Maßnahmen wäre für die anderen Kinder eine starke Belastung.

Die Aktivitäten sollten für das Kind mit Autismus beruhigend wirken und gleichzeitig den Ablauf der Schulstunde nicht besonders belasten. Anstatt dem Lautieren könnte eine (Hals- und Kehlkopf-)Massage angeboten werden, ein Pezziball könnte durch ein mit Luft gefülltes Kissen ersetzt werden. Und wenn die Unruhe doch zu sehr ansteigt, sollte eine kurze Unterbrechung auf dem Gang oder dem Schulhof in Betracht gezogen werden.

Aufklärung

Wissen schützt! Dies gilt nicht nur für die Kinder und Jugendliche mit Autismus selbst, sondern auch für deren Umfeld. Begleitend sollte eine achtsame und fachkundige Aufklärung der MitschülerInnen und LehrerInnen, aber auch von BusfahrerInnen oder der Pausenaufsicht erfolgen, um Missverständnissen entgegenzuwirken. Die Besonderheiten in der Wahrnehmung, die Erklärungen für das teilweise *seltsame* Verhalten, aber auch das Erläutern, dass einige Kinder besondere Regeln brauchen, und andere Regeln für diese Kinder eben nicht gelten sollte im Vorfeld, aber auch immer wieder begleitend erfolgen. Wenn möglich nicht überwiegend defizitär orientiert, sondern auch im Hinblick auf die starken Seiten der Kinder, wie ihre Verlässlichkeit, Ehrlichkeit und eventuell ein besonderes Fachwissen oder ein außergewöhnliches Hobby. Die Toleranz dem *Anderssein* gegenüber ist in Bezug auf eine Versorgung mit Hörgeräten oder Rollstühlen zumeist deutlich höher. Besonders in den weiterführenden Schulen ist die Bereitschaft zu verschiedenen Interventionen aufgrund von Wahrnehmungsauffälligkeiten oft noch sehr gering. Bücher und Filme über Betroffene, deren Sicht und Erleben der Welt können aufklären und das Verständnis für das Erscheinungsbild Autismus verbessern.

Nicht nur der tadelnde oder mißbilligende, sondern ebenso der anerkennende oder lobende Blick des Lehrers entging meiner Aufmerksamkeit. Erst wenn der Lehrer oder die Lehrerin einen Satz daraus gemacht hatten und den anerkennenden Blick in Worte fassten, verstand ich sie. Statt einfach nur zu nicken und ab und zu das Gesicht in einen anerkennenden Ausdruck zu formen, wären mir einfach Aussagen wie: »ja, stimmt« oder »hast du gut gemacht« klarer gewesen. Im umgekehrten Fall habe ich die nonverbalen Drohungen auch erst dann verstanden, wenn der Lehrer schon so ärgerlich war, dass er sie verbalisierte. Gerne hätte ich mein Verhalten aber schon viel früher korrigiert, wenn die Botschaft für mich verständlich gewesen wäre. Ich wollte eigentlich kein Störenfried sein. (Brien, 2012, S. 20)

Weitere Unterstützungsmöglichkeiten

Stundenpläne und Bilder können Struktur und Vorhersehbarkeit in den (Schul-)Alltag bringen und ihn visuell verdeutlichen. Diese Hilfen können bereits im Vorfeld und auch begleitend erarbeitet werden und in verschiedenen Situationen Anwendung finden. Im Schulalltag gibt es viele sich wiederholende Abläufe, so dass die Auswahl für einen großen Teil des Tages passend gestaltet werden kann (siehe TEACCH, ▶ Kap. 5.6.3).

Schreibhilfen oder *Tablets* können bei feinmotorischen wie auch visuellen Schwierigkeiten unterstützen. Die (zeitlich begrenzte) Nutzung von Kopfhörern kann Störreize ausschalten. Das Hören von Musik kann die Konzentration stärken, damit zum Beispiel das Lösen von Aufgaben in der Schulbetreuung möglich wird.

In *Prüfungssituationen* könnte der Gebrauch von Störschall abweisenden Kopfhörern oder der Umzug in einen eigenen, ruhigeren Raum hilfreich sein. Mehr Prüfungszeit oder auch die Erlaubnis, eine kurze Pause einzulegen, um eventuell eine Kleinigkeit zu essen, kann dabei helfen, das vorhandene Wissen abrufen zu können.

Essen im Kindergarten, in der Mensa oder in der Tageseinrichtung

Das Essen zuhause stellt oft ein großes Problem dar. Teilweise toleriert das Kind in der Einrichtung weitere oder andere Lebensmittel. Der Wunsch, dazu zu gehören, kann animieren, sich an den verschiedenen Aktivitäten zu beteiligen und auch Neues zu probieren. Es ist aber auch möglich, dass die zusätzlichen Impulse in der Einrichtung das Essen nochmals erschweren. Wie auch beim Sitzen im Stuhlkreis oder in der Schulklasse, helfen verschiedene körperliche Stimulationen, damit das Kind in der Situation verbleiben kann. Auch zwischenzeitliche Unterbrechungen, wie die Erlaubnis aufspringen zu dürfen, einmal durch den Raum zu laufen, um dann wieder zurückzukehren, sollten möglich sein. Zusätzlich können ein Besteck mit einem extra kräftigen, gut spürbaren Griff, ein Platzset oder Geschirr in der Lieblingsfarbe das Kind unterstützen. Verbunden mit der Möglichkeit, sich an schwierigen Tagen zurückziehen zu können oder die Mahlzeit auf das Lieblingsessen reduzieren zu können.

Hausaufgaben

Damit der Nachmittag zur freien Verfügung steht, werden Hausaufgaben häufig direkt nach der Schule absolviert. Für viele Kinder ist jedoch bereits der Vormittag mit einer besonderen Anstrengung verbunden, das Mittagessen fordert nochmals Aufmerksamkeit und Regulation – eine weitere, anschließende Lerneinheit ist dann kaum mehr zu bewältigen.

Auch um weitere Frustrationserlebnisse zu vermeiden, benötigen die Kinder nach der Schule Möglichkeiten, um die erhöhte Anspannung zu verringern. Dies ist mithilfe von Bewegungsangeboten, körperlichen Stimulationen oder mit einer ihrer spezifischen »Lieblingsbeschäftigungen« möglich. Erst dann sollte das Erledigen der Hausaufgaben folgen, begleitet mit weiteren Hilfen (wie auch bereits im Abschnitt *Schule* beschrieben):

- Besondere Sitzmöglichkeit wie ein Drehstuhl, Pezziball oder mit Luft gefüllte oder mit Noppen bestückte Kissen
- Körperliche Stimulation, selbstständig mit Massagegeräten oder mit Unterstützung der Eltern
- Kleine Pausen mit intensiveren Bewegungsangeboten, wie Schaukeln, Stampfen, Boxen und Hüpfen
- Kleine Tanzeinheiten oder Schwungbewegungen mit dem ganzen Körper
- Musik zur Begleitung, einige Kinder können damit entspannter und konzentrierter ihre Aufgaben erledigen

Je nach Fähigkeiten des Kindes sollte es möglich sein, dass Hausaufgaben nur zum Teil erledigt werden dürfen. Nach vorheriger Absprache mit der Schule sollten die zu bewältigenden Aufgaben situativ anpassbar sein, um die Bereitschaft zum Lernen und für den Schulbesuch zu erhalten.

5.6.3 Die therapeutische Begleitung

Es gibt zahlreiche Therapieangebote und Unterstützungsmöglichkeiten. Die in diesem Buch vorgestellten Ideen gründen vorwiegend auf einem reizvollen und körperorientierten Ansatz, wobei die Besonderheiten der Wahrnehmungsverarbeitung im Fokus stehen.

> Mit anderen Worten: Das behinderte Kind kann noch so viel spielen, es tut dies nich in der Weise, die erforderlich ist, um seine Sinnesorgane zu vervollständigen. Dieses Kind benötigt ein ganz bestimmte, speziell auf seine Bedürfnisse ausgerichtet Umwelt, damit es mit seinen Schwierigkeiten zurechtkommt. (Ayres, 1998, S. 240)

Eine Therapie oder andere Fördermaßnahmen bieten die Möglichkeit, Fähigkeiten und Aktivitäten anzubahnen, die zuhause oft abgelehnt werden – bedingt durch das erfahrene Handeln der Fachkraft, spezifische Rahmenbedingungen, besonderen Materialien oder Räumlichkeiten. Ein guter und regelmäßiger Austausch mit der Fördereinrichtung und den jeweiligen TherapeutInnen ist hilfreich, um Therapieziele zu formulieren und den Übertrag in den Alltag zu verbessern.

Leider werden nicht alle Therapieangebote von Krankenkassen oder den zuständigen Ämtern übernommen bzw. sind in Wohnortnähe verfügbar. Wenn Familien sich für eine bestimmte Form der Unterstützung entscheiden, zeigt sich manchmal erst mit deren Beginn, ob das persönliche Miteinander zwischen Kind und TherapeutIn gelingt. Einige Therapieangebote können dabei über einen längeren Zeitraum, andere intermittierend oder vielleicht auch im Rahmen einer Intensivmaßnahme oder eines Klinikaufenthaltes in Anspruch genommen werden. Ob ein Kind von verschiedenen Angeboten profitiert oder es dadurch zu einer Überforderung kommt, ist ebenfalls ganz individuell und zeigt erneut, dass in allen Bereichen eine stetige Anpassung unbedingt notwendig ist. Folgend werden einige mögliche Therapieformen aufgeführt.

Therapieformen

Komm!ASS®

Die in diesem Buch beschriebenen Hilfen und Überzeugungen bauen auf dem Komm!ASS®-Therapieansatz auf. Ziel ist die Regulation der zumeist stark erhöhten Anspannung, sowie das Erleben von gemeinsamer Freude und lebendigem Austausch als Grundlage für Interaktion und Kommunikation. Die Besonderheiten der Wahrnehmung, der weiteren Verarbeitung und die individuellen Bedürfnisse der Kinder sind dabei immer Ausgangspunkt jeglicher Interventionen.

Floor-Time, AuJa, Mifne

In verschiedenen Ansätzen stehen die frühen Interaktionsfähigkeiten im Mittelpunkt. Gemeinsam erlebte Freude im spielerischen Kontext soll Beziehungen ermöglichen, stets mit Blick auf die Ressourcen und die Fähigkeiten der Betroffenen.

TEACCH

Begleitende Maßnahmen wie TEACCH sollen die Strukturierbarkeit (zeitlich, räumlich und aufgabenbezogen) und Planbarkeit im Alltag der Menschen mit Autismus verbessern. Bilder und Icons sind dabei wichtige Unterstützer, damit Betroffene sich besser orientieren und dadurch austauschen und mitteilen können. Um diese Hilfen anwenden zu können, müssen jedoch einige Entwicklungsschritte bereits sicher abrufbar sein, wie die gezielte Lenkung der Aufmerksamkeit, das Verbinden verschiedener Sinnesbereiche und ausreichend visuelle Fähigkeiten.

ABA (Applied Behavior Analysis)

ABA ist ein verhaltensorientierter Ansatz, bei dem erwünschtes Verhalten trainiert wird und folgend im Alltag Anwendung finden soll. Im weiteren Verlauf kann sich, mit den neuen strukturellen und kognitiven Fähigkeiten, auch die Interaktion positiv verändern. Die beschriebenen Fähigkeiten werden dabei überwiegend isoliert trainiert, weshalb der Übergang in den Alltag oft nur langsam oder nur unzureichend gelingt.

Weitere Hilfen

Die im Folgenden beschriebenen körperorientierten Therapien sind besonders zur Förderung der Wahrnehmung und der Regulationsfähigkeiten hilfreich und können die Entwicklung tiefgreifend und entwicklungsphysiologisch unterstützen:

Ergotherapie

In der Ergotherapie sollen die unterschiedlichen motorischen wie auch sensorischen Einschränkungen und die damit verbundenen Handlungen und Tätigkeit gefördert sowie unterstützt werden. Dies kann unter anderem Hilfen in Bezug auf Feinmotorik, Auge-Hand-Koordination oder auch die Planung von komplexen Abläufen beinhalten. Bei der sensorischen Integration im Rahmen der Ergotherapie stehen die Integration der Sinne, das Ordnen der Empfindungen, die Verbesserung der Körperwahrnehmung und das Anbahnen und Festigen der physiologischen Entwicklungsschritte im Fokus. Dabei konzentriert sich das Kind ganz auf die zu erlernende Handlung und auf das Zusammenspiel der benötigten Prozesse.

Musiktherapie

In der Musiktherapie verhilft der eigenständige gezielte Einsatz der Stimme oder von Instrumenten bei der Entwicklung verschiedener Bereiche. Eine Stärkung der Hörverarbeitung, ein verbessertes Körpergefühl wie auch die Verbesserung der Selbstwirksamkeit und sozialer Kompetenzen sind möglich.

Logopädie

In der Logopädie werden vorsprachliche Funktionen wie Interaktion und nonverbale Kommunikation, gestärkt sowie Unterstützung bei der Einführung von Gebärden, Talkern oder weiteren Kommunikationshilfen geleistet. Je nach Entwicklungsstand sind sprachliche Fähigkeiten im Bereich Wortschatz und Grammatik wichtige Therapieziele wie auch das Sprachverständnis und Erzählfähigkeiten. Die Auffälligkeiten bei der Nahrungsaufnahme, bei der Zahnpflege wie auch der mimischen Ausdrucksfähigkeit sind ebenso Bestandteil der Förderung.

Tiergestütze Therapie

In der tiergestützten Therapie geht es um den Einsatz von Tieren im therapeutischen Kontext. TherapeutIn, Kind und das Tier arbeiten dabei gemeinsam. Mithilfe von Interaktions- und Spielangeboten, in denen das Tier der »Mittelpunkt« ist, wird die Entwicklung des Kindes gefördert. Tiergestützte Therapie ist für viele Kinder zugleich entspannend, motivierend und förderlich für das gesamte Erleben und Verhalten. So gibt es beispielsweise im Bereich der Reittherapien unterschiedliche Angebote, die das Befinden der Kinder, Jugendlichen und Erwachsenen mit Beeinträchtigung stärken. Egal ob (heilpädagogisches) Reiten oder Voltigieren, der Kontakt mit dem Pferd soll die Betroffenen physisch, psychisch und auch in Bezug auf soziale Kompetenzen stärken. Reittherapien sind mit einer Vielzahl von Informationen verbunden, doch überfordern diese das Kind nur selten.

Im Gegenteil: Die intensiven körperlichen Impulse wirken regulierend und stimulierend.

Unterstützte Kommunikation

Die Unterstützte Kommunikation (UK) hat das Ziel, die Kommunikationsfähigkeiten von Menschen mit schwer verständlicher oder fehlender Lautsprache zu ergänzen oder zu ersetzen. Zahlreiche Hilfsmittel unterstützen diesen Prozess. Mithilfe von Gebärden, grafischen Symbolen oder technischen Hilfen soll die Kommunikation im Alltag verbessert werden und einen freudvollen und effektiven Austausch ermöglichen. Besonders Kinder, welche die Freude an der Interaktion für sich bereits entdeckt haben, können mit dieser Unterstützung ihre kommunikativen Fähigkeiten stärken.

Weitere Unterstützungsmöglichkeiten

Autismuszentren und Frühfördereinrichtungen

Förderzentren bieten je nach Ausrichtung unterschiedliche Ansätze und Hilfen an. Auch die Beratung und Unterstützung in rechtlichen Fragen und finanziellen Unterstützungsmöglichkeiten kann Aufgabe der Zentren sein. In einem Vorgespräch können sich Eltern über Schwerpunkte der Einrichtung informieren, um dann zu entscheiden, ob die angebotenen Maßnahmen in Frage kommen.

Entlastungspflege

Um die Belastungen zuhause (zeitweise) zu verringern, können – unabhängig von der therapeutischen Begleitung, vom Kindergarten- oder Schulbesuch – Hilfen, wie bspw. ein familienunterstützender Dienst bzw. eine »Entlastungspflege«, beantragt werden. Auch Kurzzeitpflege oder »Auszeit-Wochenenden« in nahegelegenen Wohnheimen könnten die Resilienz der gesamten Familie stärken. Bei den vielen zu bewältigenden Aufgaben und zumeist großen Zukunftsängsten ermöglicht dies allen Beteiligten vielleicht einige entspannte Momente.

5.7 Fazit zur Alltagsgestaltung

Welche Angebote und Hilfen ausgewählt und wie der Alltag gestalten werden soll, hängt also von verschiedenen Faktoren ab: Eltern und Begleitende sollten einerseits versuchen, die für sie wichtigen Ziele und Wünsche zu berücksichtigen, andererseits das aktuelle Befinden aller Beteiligten nicht aus dem Blick verlieren. Welche Tagespunkte sind heute veränderbar, welche sollten unbedingt eingeplant und angewandt werden? Was ist in diesem Augenblick, in dieser Situation möglich und erwünscht, aber auch, was ist in diesem Moment eben nicht möglich? Diese Frage gelten für Eltern, Begleitende und besonders den Menschen mit Autismus.

6

Materialbörse

In den einzelnen Wahrnehmungskapiteln finden sich eine Vielzahl von spezifischen Materialien, im Folgenden werden einige dieser Gegenstände nochmals aufgeführt.

Den Körper betreffend

- Schaukel, Hängematte, Trampolin
- Boxsack oder eine Matratze an der Wand hochgestellt
- Alte Matratzen auf dem Boden
- Kissen und Keulen zum Werfen und gezieltem Schlagen
- Wackelkissen zum Balancieren
- Klettergerüst, Rutschen
- Seile und große Bausteine
- Turnstangen
- Turnmatte, auch zum Einrollen und Darunterlegen
- Große und kleine Bälle, mit verschiedenen Gewichten und Materialien, Pezziball

- Stapelsteine
- Drehstuhl, mit oder ohne Lehne
- Hüpfball
- Akkupressurmatte, mit Noppen oder kleinen Nadeln
- Gewichtsdecken, Gewichtskissen und -tiere, Gewichtsmanschetten
- Druck- wie auch Gewichtswesten sowie aufblasbare Westen
- Kompressionskleidung (auch im Sportfachhandel)
- Wassermatratze und ein mit Luft gefülltes Kissen
- Vibraboard, Vibrationstiere, NOVAFON
- Ein Sitzsack, der den Körper gut umschließt
- Softbälle, Schaumstoffrollen, Faszienrollen oder Ledersofakissen zum Abklopfen und Abrollen
- Grobe Massagehandschuhe (evtl. aus dem Tierbedarf)

Hand- und Feinmotorik

- (Nagel-)Bürsten, Pinsel und Massagegeräte für Handflächen und Finger(-spitzen)
- Eis(-bad)
- Motorikschleife
- Steck-, Fädel- und Stapelspiele, Magnetspiele
- Linsen oder Erbsenwanne
- Rasierschaum, Fingerfarben
- Igel- und Quetschbälle
- Werkbänke

Gesichts- und Mundbereich

- Pinsel, (Nagel-)Bürsten, harter Waschlappen
- Elektrische Zahnbürste oder Rasierapparat
- Massagegeräte, welche zusätzlich an *Kau-Gegenstände* gehalten werden
- Kaumaterialien, Kauschläuche und Kauknochen (*Chewy-Tubes, Brick-Sticks*)
- *Eis-Pop-Maker* zur Eisstimulation

Zum Schutz vor Fremd- oder Selbst-Verletzungen durch Beißen hilft ein entsprechender Schutz (z. B. BitePRO®), damit der Kontakt zu den Betroffenen auch in Notsituationen nicht abgebrochen werden muss.

Das visuelle System

- Materialien aus der Sehfrühförderung
- Kreisel, Murmeln, Kaleidoskope
- Kugelbahnen, Sand- und Wasserspiele
- Seifenblasen, Luftballons
- Spiele mit Lichtern und Glitzersteinen, *Glow-in-the-Dark* Materialien
- Elektronische Farb- und Lichtspiele
- Farb- und Formspiele zum Zuordnen
- Mandalas und grafische Muster zum Ausmalen
- (Verzerr-)Spiegel
- Materialien (wie Puzzle und Bücher) mit starken Farben oder deutlichen Formen

Das auditive System

- Kugel- und Klangbaum
- Musikinstrumente
- Spiele mit Sprech- und Aufnahmefunktionen
- Geräusche-Memory
- Abspielgeräte für Musik und Geschichten, wie *Toni-* oder *Tiger-Box*
- Audiostifte, wie Tip-Toi Stift, Anybook-Reader, Tellimero
- Sound-Würfel und Sound-Puzzle
- Knackfrösche und Luftpolsterfolie

Besondere Geschmacks- und Geruchsangebote:

- Scharfe Chili, getrocknete Chilischoten, scharfe Weingummis, Wasabi
- Brause, Brause-Brocken, Zitrone, Ananas
- Bittere Bonbons, salziges Lakritz, Pfefferminze
- Amoniak-Ampullen
- Duftöle, Parfum, Räucherstäbchen

Der Notfallkoffer (▶ Kap. 2.2.3) – mögliche Hilfsmittel:

- Igel-, Tennis- oder Massageball
- Eispad, welches bei Bedarf aktiviert werden kann (»Knickkissen«) oder Eisspray
- Taschenvibrator
- Gummiband am Handgelenk

6 Materialbörse

- Luftpolsterfolie
- spezielle Fingerringe zum Drehen
- (Nagel-)Bürsten, Wäscheklammern, Akkupressurclip
- Kopfhörer, als Gehörschutz, mit der Lieblingsmusik oder einem bevorzugten Hörspiel
- Kaumaterialien
- Geruchsdosen

Firmen mit Wahrnehmungs- sowie Regulationsmaterialien

- Skill-shop.de
- skill-world.de
- sensorykidstore.de
- shop-ariadne.de
- bienetreautiste.com

Es lohnt sich, bei Firmen für Kindergartenmaterialien und Frühförderung nach geeignetem Material zu schauen.

7

Nachwort

Autismus (von altgriechisch autós »selbst«) bedeutet die Lenkung der Aufmerksamkeit auf sich selbst, das Nicht-wahrnehmen der Außenwelt.
   Der allgemeine Konsenz, dass Reize aus der Umgebung und die Angebote von Eltern und Begleitenden im Kontakt mit Menschen aus dem Spektrum vorwiegend minimiert werden sollen, ist besonders im Hinblick auf die Betrachtung der hyper- und hyposensiblen Wahrnehmungsbesonderheiten sowie der Möglichkeit, den Fokus gezielt lenken zu können, kaum haltbar. Konsequente Reizvermeidung ist oft mit Rückzug und weiterer Isolation verbunden und steht einer Weiterentwicklung zum Teil entgegen. Damit die unvermeidlichen Störreize weniger Bedeutung erfahren oder die Belastung dadurch spürbar geringer wird, sollte vielmehr darauf geachtet werden, dass die angebotenen Impulse für das Kind die Richtigen sind: Es müssen mehr Situationen, Impulse und Angebote geschaffen werden, die positiv erlebbar und hilfreich für die gesamte Entwicklung sind, mit einem Gleichgewicht zwischen Entspannung und Anregung. Nicht vorwiegende Reizvermeidung, sondern individuell *passende* Reize sind nötig. Es braucht mehr Verständnis, Akzeptanz und Unterstützung der Stimulationen oder Stimmings, die das Wohlgefühl und die Lebensqualität stärken!

7 Nachwort

In den letzten Jahren durfte ich immer wieder erleben, dass die Lenkung der Aufmerksamkeit auf das Gegenüber und ein lebendiger Austausch möglich sind. Das Verständnis für den anderen und dessen Wahrnehmungswelt ermöglicht den Blick zum Gegenüber.

Der Alltag mit einem Kind mit Autismus wird dabei immer ein besonderer Alltag sein. Er lehrt uns jedoch neue Sicht- und Herangehensweisen und vielleicht auch andere Werte. Er zeigt, dass das Miteinander, besonders die familiären und freundschaftlichen Beziehungen unser Leben lebenswert machen.

Ich wünsche mir, dass ich mit diesem Buch Familien und Begleitenden Ideen und Möglichkeiten mitgeben kann, damit dieser Alltag mit seinen Herausforderungen, Schwierigkeiten, aber auch so wertvollen Begegnungen leichter gelingt. Anfragen zu Master- oder Doktorarbeiten und weiteren wissenschaftlichen Studien sind herzlich willkommen.

Literatur

Autismus Deutschland e. V. (2021). *Was ist Autismus?*, Zugriff am 20.11.2021 unter www.autismus.de/was-ist-autismus.html
Ayres, A. J. (1998). *Bausteine der kindlichen Entwicklung* (3. Auflage). Berlin. Springer Verlag
Batts, B. (2013). *Aufs Klo, fertig, los!*, Tübingen, dgvt Verlag
Brien, M. (2012). *Das Asperger-Syndrom im Beruf*, Norderstedt. Books on Demand GmbH
Büker, U. (2014). *Kommunizieren durch Berühren*. Düsseldorf. Verlag selbstbestimmtes Leben
Büker, U. (2016). *Was macht mein Kind denn da? Marktheidenfeld*. Druckhaus Mainfranken GmbH
Fröhlich, A. (2021). *30 Jahre Basale Stimulation*. Bern. Hogrefe Verlag
Funke, U. (2020). *Interaktion und Kommunikation bei Autismus-Spektrum-Störungen*. Stuttgart. Kohlhammer
Grandin, T. (2008). *Ich sehe die Welt wie ein frohes Tier* (3. Auflage). Berlin. Ulstein
Higashida, N. (2018). *Warum ich euch nicht in die Augen schauen kann* (6. Auflage). Hamburg. Rowohlt
Kurtenbach, S. & Klein, D. (2015). *SIKiT, Sensorische Integrationstherapie in der Kindersprache*. Köln. ProLog
Lebenskarten (2020). *Borderline Notfallkoffer*. Zugriff am 07.01.2020 unter www.lebenskarten.de/borderline-2/borderline-notfallkoffer/
Miller, M. (2020). *Ergotherapie bei Autismus* (1. Auflage). Stuttgart. Kohlhammer
Notbohm, E. & Zysk, V. (2020). *1001 Ideen für den Alltag mit autistischen Kindern und Jugendlichen*. Freiburg im Breisgau. Lambertus
Rosenberg, S. (2018). *Der Selbstheilungsnerv*. Freiburg. VAK Verlag
Rosenkötter, H. (2021). *Motorik und Wahrnehmung im Kindesalter* (2. überarbeitete Auflage). Stuttgart. Kohlhammer
Russi, S. (2021). *Kochen unverkohlt. Ein inklusives Kochbuch*. St. Gallen. Autismusverlag
Schmitt-Lemberger, G. (2020). *Das Leben, Autismus und die Villa Kinderbunt*. Gera. Verlag Daniel Funk
Schuster, N. (2007). *Ein guter Tag ist ein Tag mit Wirsing*. Berlin. Weidler Buchverlag
Silberman, S. (2016). Geniale Störung. Köln. DuMont
Steflitsch, W., Wolz, D. & Buchbauer, G. (Hrsg.) (2013). *Aromatherapie in Wissenschaft und Praxis*. Wiggensbach: Stadelmann Verlag
Vero, G. (2014). *Autismus – (m) eine andere Wahrnehmung*. FeedA-Read.vom Publishing
Vero, G. (2016). Wahrnehmungsbesonderheiten bei Autismus. In G. Theunissen (Hrsg.), *Autismus verstehen. Außen- und Innensichten* (2., akt. Aufl., S. 117–125), Stuttgart: Kohlhammer
Vero, G. (2020). *Das andere Kind in der Schule*. Stuttgart. Kohlhammer
Williams, D. (1992). *Ich könnte verschwinden, wenn du mich berührst*. Hamburg. Hoffmann & Campe Verlag
Zöller, D. (1996). *Du sollst mich verstehen lernen (Briefe an Reiner)*. Unveröff. Manuskript